ヤセたければ
走るな、食べろ!
みるみる腹が凹むズルい食べグセ

森 拓郎

ワニブックス
|PLUS|新書

はじめに

現代の食事や栄養に関する情報は、玉石混交。「健康的にヤセたい」と思っていても、どのメソッドを信じればよいのか、迷うほどです。正しい情報にたどり着く前に、失敗を繰り返し、疲弊して、ヤセることをあきらめていく……。誰もが、これまでの人生で、そのような**「ダイエット迷子」**の時期を経験したことがあるのではないでしょうか。

「栄養学や生理学を専門的に学んだ」という人でもない限り、断片的な情報に踊らされたり、無意味に散財させられたりするのは、ある意味仕方がないことなのです。

逆に言えば、誰でも正しい情報を知ることさえできれば、時間やお金を浪費せず「健康的にヤセたい」という目的を達成させることができます。たとえ、太りやすい年代にさしかかっていたとしてもです。本書では、数あるダイエット本とは一線を画す「正しい食べグセ」を、クイズ形式でわかりやすく提案していきます。

物事を正確に理解するためには、大きく俯瞰《ふかん》して捉える姿勢が重要です。

「流行の糖質制限ダイエットを実践してみよう。とにかく糖質を抜けば、簡単にヤセるらしいじゃないか」

このような断片的な知識に振り回される日々からは、一刻も早く脱却しましょう。ダイエットとは「単なる減量」ではありません。

本来の意味でいうと「どのように生きていきたいか」というあなた自身の理想を反映するメニューの立て方、食べ方のことです。誤ったダイエット（食事療法）を続けると、体調を崩して、せっかくの健康長寿を損なうことにもつながりかねません。

私は「ボディワーカー」として、クライアントの体のお悩みを改善することを仕事としています。わかりやすくいえば、マンツーマンの運動指導者です。ただし、運動に限らず食事の指導も重視してきました。

「運動指導者だからといって、運動しか選択肢がないのは間違っている」

「食べるものこそ体を作り、命を作る」

そのような信念で、多くのクライアントに接してきました。おかげで多くの結果を出し、手掛けた本はもうすぐ25冊に達する見込みです。これは、私の信念が誤ってはいなかった証拠と自負しています。

「ヤセたい！」という人たちに共通している思い込みがあります。

それは「太るのは運動不足のせい」「ダイエットには、厳しい食事制限とつらい食事制限が必要」という誤った概念です。私はまずこのようなガンコな思い込みを外し、「運動への過信」や「食生活の軽視」に気付いてもらい、その人の生活や人生観そのものを変えてもらうように働きかけています。そのような科学的な態度こそ、「ヤセたい！」という願いを成就させるためには、欠かせないものだからです。

科学的な態度とはいっても、決して難しい話ではありません。そもそも身近な食材や献立についての話なのですから、難解になるわけなどないのです。

安心して本書を読み進めていただき、「みるみる腹が凹む食べグセ」を身につけていただければ、著者として望外の喜びです。

森拓郎

目次

第3章　ヤセない人がついついやっている悪癖……109

第1章　運動の落とし穴

Q 01

運動すると?

↓ ↓

すぐにヤセる

ヤセにくくなる

A ヤセにくくなる

中高年以降になると、「昔よりも太ってきた」と自覚する人は多いものです。そんな方がどのような行動を起こすかというと、スポーツクラブやジムに入会したり、ランニングなどを始めたり。つまり「運動習慣」をスタートさせる人が非常に多いのです。もしかして、あなたもそうではありませんか。

このような運動に「全く効果がない」と主張したいわけではありません。しかし、「運動だけでヤセよう」という考え方は間違っています。ヤセないわけではないのですが、非常に効率が悪い。だから、決してお勧めしたくはないのです。私はダイエットやボディメイクといった運動指導に長年携わってきました。10年以上の指導経験で、身体改善をお手伝いしてきた私が言うのですから間違いはありません。

例えば、ランニングで体脂肪を燃やすことは可能なのでしょうか。

私たちの体は特に運動をしなくても、じっと座っているだけで、わずかではありますが体脂肪を燃やしています。

それにランニングを足しても、目覚ましい脂肪燃焼効果が望めるわけではありません。体重50キロの人が時速8キロで30分間走ったとき、消費されるのは約200キロカロリーです。けれども、200キロカロリーといえば、ピザ1切れ分。それを食べるのに1分程度しかかからない……。そう考えると、なんだかむなしくなりませんか。

もちろん「食べ過ぎたから体を動かす」という考え方は、決して間違いではありません。しかし非効率的な行動であることは、納得いただけるはずです。もし、それが運動嫌いの人だったらどうでしょう。

「わざわざ嫌な思いをして30分間走り、脂肪になりやすいピザ1切れを食べるのではなく、太りにくい食材を賢く選んでおいしく味わい、苦痛な運動もしない方がいい」

そうは思いませんか。

そもそも、「運動を習慣化している人」を「偉い！」と持ち上げる風潮自体が私には疑問です。「運動を習慣化している人」は、好きだから毎日のように実践しているだけ、長く続けているだけとも言えます。例えてみれば「映画好き」を自認する人が、長時間映画を鑑賞しているのとなんら変わりはありません。

多くの人が運動習慣を特別視、神聖視し過ぎているのです。そう捉えると「運動習慣だけでヤセよう」という考え方をうまく手放すことができるのではないでしょうか。

「運動でヤセよう」という人たちには、大きな共通点があります。それは「摂り過ぎたカロリーをどれだけ消費できるか」ばかりを考える、という姿勢です。

この姿勢は大きな間違いです。体に蓄えられた余分なエネルギーや体脂肪だけが、ピンポイントで消費されていけば都合はよいのですが、実際はそううまくはいきません。

運動で体に負荷をかけると、タンパク質やビタミン、ミネラルなど大事な栄養素も同時に失われていきます。したがって、運動の効果をアップさせようとするなら、食事の内容や栄養レベルも同時に変える必要があるのです。

例えば、ファストフードで高エネルギーの食事ばかりを摂っていた人が運動量を増やせば、途端に栄養不足になってしまうことでしょう。そこに加えて、食事を制限して食べる量を減らしたら、栄養不足はどんどん進行し、ヤセるどころかやつれていくことになります。そのような状態を果たして「ヤセた」と呼べるのでしょうか。体に不調を来たしたり、体の防御反応で過食して、リバウンドをする羽目になるかもしれません。

　このように体脂肪を増やし、溜め過ぎてしまった人が「運動だけで体重を落としたい」と願うことは大きな間違いです。

　そもそも「ヤセる」ということは「体重を落とすこと」ではなく「筋肉を維持したまま体脂肪を落とすこと」を指します。

　また本当に大切なのは「ヤセた後」です。努力の結果手に入れた体重と体形をキープし、健康体でいることが重要です。中年以降は特にメタボリック・シンドロームから来る動脈硬化や生活習慣病、健康被害の不安や恐怖がつきまとってくるものです。「ヤセた後」も健康的な体を維持していれば、それらを遠ざけることにつながります。「運動習慣をやめたから太ってしまった」というのでは、困るのです。

　健康的にヤセるためには、運動を習慣化することではなく、食事を改善することが大切です。第一の問題は「運動不足」ではなく、「食べ方」なのです。それも「どんな時に何を食べるか」という問題が最も大事です。

　本章では、あなたの運動にまつわる思い込みや誤解を、一つずつ解いていきます。

Q 02

ジムのランニングマシンは？

↓

時間の浪費、もったいない

↓

運動前にやると効果的

A 時間の浪費、もったいない

「走ること」、つまりランニングの無意味さについては先の項目で触れましたが、大事なことなので、再度警鐘を鳴らしておきたいと思います。「走ればヤセる」というのは、太り気味の人に共通する大きな誤解です。その証拠に、私は今まで何百回と同じ質問をされ続けてきました。

「やっぱりヤセたいなら、ランニングですかね？」

私はすぐにこうお答えしてきました。

「ヤセたいなら、今すぐ走ることをやめてください。ランニングは、ヤセたい人に最も向かない運動です」

すると質問者は、大変驚きます。そこで私は次のようにつけ加えます。

「あなたはランニングが好きですか？　ヤセたいという目的を抜きにして、シンプルに走りたいなら、趣味で走ることを楽しんでください。けれどもそうでないなら、無理をしてまで走る必要はありません。ヤセたければ、走ることをやめてください」

この言葉の真意を説明しておきましょう。

「ヤセたければ、走るな」というのが、本書で提案したい大きなメッセージの一つです。

あまのじゃくのように思われるかもしれませんが、それが事実なのです。要は「時間を決めて家の周りを走ったり、フィットネスクラブに出かけてトレッドミル（ウオーキングマシン）で歩くよりも、日常生活の中での運動量を増やした方が結果的によい」、そう申し上げたいのです。

忙しい中、時間をわざわざ捻出《ねんしゅつ》してフィットネスクラブに出かけ、30分間走るよりも、通勤のための時間などをうまく利用して、往復15分間ずつでも歩いた方が賢明です。

理由は簡単です。フィットネスクラブで30分間や1時間、集中して走ったとしても、そのおかげで燃えてくれる体脂肪なんて、わずか数グラム程度に過ぎません。ヤセるために有酸素運動をするのであれば、「フィットネスクラブに行った時だけ頑張る」のではなく、1日のトータルの消費カロリーを少しでも増やした方が有効です。

しかしフィットネスクラブで定期的に走っているというだけで、「私は運動をしているから」という気分になってしまい、他の時間帯の活動量が低いままだったり、著しく減少していく人もいます。おそらく「フィットネスクラブでのランニング習慣」が免罪符のようになっているのでしょう。

しかし、それくらいでは1日のトータルの消費カロリーはなかなか増えないわけですから、全くヤセません。ましてや、ランニングの後に「この1杯のために走った！」「このご馳走のために走った！」などと言ってビールや高カロリー食を楽しんでいたとしたら……。カロリーの摂取量と消費量は「プラスマイナスゼロ」どころか「プラス」となって、余計に太ることになってしまいます。

このように説明すると、必ず反論してくる人がいます。

「私は走り始めて数日後に、1キロ体重が落ちましたよ」

しかし、その落ちた「1キロ」というのは、体内から排出された水分、つまり汗に過ぎません。あっという間に元の体重へと戻るはずです。

本気でヤセたいなら、暮らしの中でこまめによく動き、消費カロリーを少しずつ増やしてください。笑い話のようですが、次のような話を聞いたことがあります。

「30分間走るためにフィットネスクラブに通い、その建物の1階で受付をした後、マシンがある2階までエレベーターを利用している」

あなたはこの話を聞いて、疑問に感じはしませんか。エレベーターで移動する時間こそ、まさに運動にもってこいの機会であるはずです。そこで体を使わず楽をしているとはまさに本末転倒であり、時間とお金の浪費でしかありません。

もちろん「走ること」で爽快感や充実感を得られるのであれば、素晴らしいことです。「走ること」が楽しい人は、どうぞ続けてください。けれども、「走ること」が嫌いな人や、「走ること」を無理して習慣化している人は、今すぐ中止してはどうでしょうか。

「走ること」を習慣化して、1日の消費カロリーをめでたく300キロカロリー増やせたとしましょう。でもその習慣をやめた途端、消費カロリーはすぐに元通りになります。

あなたは「走ること」を死ぬまで続けることができますか?

そんな体力や時間の無駄遣いをするよりも、太らない食生活に切り替えれば、運動ゼロでヤセることができ、適正化した体重を保てることになります。

トレッドミルは、ヤセたいあなたを決して幸せにはしてくれないのです。

Q 03

腹筋運動で、お腹は凹《へこ》む？

↓ ↓

見た目が少し引き締まるだけ

お腹が凹《へこ》むことはない

A お腹が凹《へこ》むことはない

「やっぱりヤセたいなら、ランニングですかね?」という質問と同じくらい、よくいただくのが次の問いです。

「やっぱりお腹を凹ませたいなら、腹筋(運動)ですかね?」

プロの立場から言わせてもらうと、腹筋運動とは「お腹の筋肉を付ける運動」でしかありません。ランニングと並んで、腹筋運動ほど過大評価されている運動はないでしょう。ここでは腹筋運動にまつわる誤解について、お話ししておきます。

「ポッコリ出たお腹をどうにかしたい」という男性は多いものですが、そういった悩みを抱える人のほとんどが**「リンゴ型肥満」**に分類されます。

リンゴ型肥満は、内臓脂肪が非常に多く、手足が細いのが特徴です。丸いリンゴに割り箸を刺したような体形です。そのような体形の人が、ポッコリお腹を気にして突然腹筋運動を始めたとしても、お腹はなかなか凹んではくれません。腹筋運動が即、「お腹にピンポイントで効く！」というわけではないのです。

まずは下半身を鍛え、バランスをとることが重要になってきます。そうするとお尻に筋肉が付き、結果的にお腹周りも細く、ウエストもくびれて見えることになります。

つまり「お腹をどうにかしたい」と思ったら、お尻に筋肉をつけること。そうすれば、お尻とお腹の差が大きくなり、相対的にお腹が細く見えます。とはいえ「お尻を鍛えるために筋トレをしましょう」と、全ての人に推奨するわけではありません。好きでもない筋トレを習慣化するのは大変なことだからです。

それより、もっと効率的な方法があります。腹筋などの筋トレ以前に、日々の食事の内容を変えて、手っ取り早く**「内臓脂肪」**を落とすことです。

人の体がヤセ始める時、最初に落ちるのは内臓脂肪です。食事を変えるだけで、簡単に内臓脂肪は減ります。

メタボ検診でお腹周りを測るのは、内臓脂肪の量を測るためです。それほど内臓脂肪というのは、日頃の心掛けやモチベーション次第で「落としやすい」脂肪なのです。

反対になかなか落ちないのが、お腹の**「皮下脂肪」**です。皮下脂肪とは、簡単に言うと「つかめる腹肉」です。この部位は、あらゆるダイエットをしても、最後まで落ちにくいことで有名です。

同じお腹の肉ですが、内臓脂肪と皮下脂肪は、落ちやすさに大きな差があります。つまり、お腹の肉を落とそうと思った時は「内臓脂肪」「皮下脂肪」という二段構えで考える必要があり、「皮下脂肪を落とすには、より時間がかかる」ということなのです。

とはいえアプローチとしては、食事改善だけで十分です。腹筋をしたところで大きな効果は得られません。たしかに正しい腹筋運動を行うと、お腹に筋肉が付き、筋肉がなかった頃に比べると引き締まった印象になるかもしれません。それは、筋肉を鍛えたためにその上の脂肪が「引き上がった」という現象のせいです。ただし、その「引き上がった」脂肪が、腹筋運動によって「どんどん燃焼していく」ということはありません。

フィットネスクラブの指導で「腹筋運動でお腹が凹む」と言わないのはそのせいです。通常は「腹筋運動でお腹が引き締まります」と表現されていることが多いもの。フィットネス業界では、腹筋運動でお腹が凹まないというのは周知の事実なのです。

これだけお話をしても「やっぱりお腹を凹ませたいなら、食事改善と合わせて腹筋をしてもいいですかね？」と尋ねられることがあります。世の多くの男性の頭には「腹筋＝お腹が凹む」「腹筋＝とにかく健康的で体にいい」という情報が、若い頃から刷り込まれているようです。そう言えば、学生時代の部活動では「腹筋、腕立て伏せ、ランニング」という3本柱が、スパルタ的な体作りの基本として徹底されていたものです。

しかし、それらは過去の悪習に過ぎません。

繰り返しますが、内臓脂肪が非常に多いリンゴ型肥満の男性の場合、腹筋運動なんて1回も行わなくても食事改善でお腹は凹みます。具体的に言うと、「※BMIが22を超えている人で、お腹がタルんでいる人」の大半は、内臓脂肪が原因です。

「BMIが20以下で下腹部がポッコリ出ている」という場合は、内臓下垂や姿勢の崩れ、筋力低下が原因と考えられるので、インナーマッスル（体の深層にある筋肉）に働きかけるようなトレーニングを行うのが早道です。

※BMI（ボディ・マス・インデックス）の算出方法……体重キロ÷（身長メートル×身長メートル）

【例】173センチ・67キロなら、67÷（1.73×1.73）≒22.38

Q 04

筋肉が
1キロ増えた時の
代謝量(1日)は?

↓ ↓

45キロカロリー(バナナ半分)

200キロカロリー(ごはん1膳120グラム)

A 45キロカロリー（バナナ半分）

ここでは、ダイエットの決め手となる「代謝」についてお話しします。

「基礎代謝を上げて、ヤセやすい体を作る」

こんな説を一度は見聞きしたことがあるのではないでしょうか。昔からよく言われる定説です。

「基礎代謝」とは、内臓を働かせたり、体温を維持したりなど、必要最低限の生命維持活動のために消費されるエネルギーを指します。

静かにテレビを見ていても、ソファで寝転んでいても、ごくわずかではありますが基礎代謝は発生しています。激しい運動もせず、ただ呼吸をしているだけで脂肪が勝手に燃えてくれる。これはある意味、非常にありがたい話です。

しかしよく知られているように、年齢を重ねるにつれて、代謝は確実に落ち、ヤセにくい体になっていきます。

これは体を車に例えてみるとよくわかります。40年以上も乗り続けた車を想像してみてください。さまざまな部品が古くなり、トラブルも発生してくるものです。部品を交換する必要も出てきます。部品の交換は、体の場合「細胞の入れ替わり」にあたります。

もともとあった細胞が少しずつ死に始め、生き残った細胞も経年劣化でガタつき始めている。これが代謝の低下の一因です。

細胞を若返らせることは難しいですが、低下し続ける代謝を上げる方法はあります。

「代謝を上げる」とは、「体内にあるエネルギーや栄養素を上手に扱えるようになること」と言い換えられます。

そのためには、食事を変えることが一番の早道です。

この話をすると決まって次のような質問をいただきます。

「食事改善よりも、まず筋肉を鍛えれば基礎代謝が上がるのではないですか？」

もちろん、「筋肉を鍛えれば基礎代謝が上がる」という理論は、間違いではありません。けれどもそれは「基礎代謝量のうち、筋肉が消費するのは約40％」と言われていた過去の話です。現在は、「基礎代謝量のうち、筋肉が消費するのは約18％」とされています。したがって、筋トレを非常に頑張っても「基礎代謝が劇的に上がる！」というわけではないのです。

筋肉を1キロ増やすには、アスリートでも約1年はかかるとされています。しかし、筋肉を1キロ増やしても、基礎代謝量は15〜45キロカロリー程度しか増えないのです。これは気の遠くなるような効率の悪さです。

「筋肉を鍛えれば基礎代謝が上がってヤセる」という説は理論的には誤っていないにせよ、ほぼ〝幻想〟や〝夢物語〟に近いことがご理解いただけるでしょう。

代謝の話をすると、「自分の代謝能力はどれくらいだろう」と気になる人も多いでしょうが、残念ながら、代謝能力を測る方法も指標も存在しません。しかし、何が原因で代謝が下がったり、乱れたりするかはわかっています。

代謝が下がったりおかしくなる状態を「代謝異常症候群」と言います。健康診断などでも見聞きする「メタボリック・シンドローム」（通称メタボ）は、まさに「代謝異常症候群」にある状態と重なります。

あまり知られていないのですが**「メタボリック」という言葉は「代謝」を意味してい**

ます。代謝異常になると、満腹感をおぼえることができにくくなり、食欲を抑えられなくなり、太りやすくなるのです。

代謝異常の原因をおおまかに言うと、①栄養不足 ②寝不足 ③ストレス過多という三つの生活習慣が挙げられます。

①の栄養不足について具体的に言うと、タンパク質、脂質、ビタミン、ミネラルなどが圧倒的に不足している状態です。そして、代わりにエネルギー源にしかならない糖質を摂り過ぎていることが多いのです。これらの要因が、代謝をおかしくさせています。

ヤセようと思ったり、代謝を上げようと思ったら、まずは「栄養不足」から改めていきましょう。突き詰めて言うと「3大栄養素の中でもタンパク質をもっと摂りましょう」ということになります。

また、もし筋トレに励むとしても、「栄養不足」の改善なくして代謝の問題は解決されません。逆に言うと**「栄養不足」をまず改善すれば、筋トレなどの運動を習慣化しなくても、代謝の問題はかなりクリアされるのです。**

Q 05

BMI 25 以上の人は？

ヤセる才能がある

ヤセるのは至難の業

A ヤセる才能がある

アスリートを見ていると、「明らかに肥満」という体形の人はなかなかいません。

その理由について考えてみましょう。

アスリートは一般の人よりもはるかに運動量が多いもの。トレーニングや試合で筋肉を動かして、多くのエネルギーを使っています。彼らはそのおかげで、肥満と無縁でいられるのでしょうか。

もちろん、それも一つの理由ですが、最大の理由ではありません。

アスリートは、必要な栄養素を、必要な時に必要な分だけ摂取して、うまく使い切っています。つまり無駄を出していません。だから「余った栄養が体脂肪として蓄積して太る」ということがない。

すなわち、運動面というより、**食事面でのコントロールが優れている**のです。

このように運動のプロでさえ、食事の内容や栄養に気を使い、クオリティーの高い食ベグセをつけているのです。一般の人が食事に無頓着なままで、ほんの少しばかり運動をしたって、ヤセるわけがありません。

しかし、「まず食事ありき」ということを根本的に理解するべきです。

アスリートにとって、食事面でのコントロールが大事ということがよくわかる例をお話ししておきましょう。

「アスリートにとって、食べられるということは才能である」

私は常々こう痛感しています。私自身も選手という立場で「記録を出すこと」を追求してきた経験があるのでよくわかるのです。

いったいどういうことかというと、**アスリートが適切に食べることを怠ったり、さまざまな理由で適切な量を食べられなくなると、途端に代謝が落ちて成績が振るわなくなるのです。**また、それまでさして不調に見舞われることがなかったのに、急に怪我《けが》をしたり、体調を崩したりするようになります。当然、本人としては焦ります。

しかし、それらのトラブルの原因が食事にあることに気付かないままだと、悪循環は続きます。本来そこで栄養のある食品を摂ればトラブルはなくなるのに、なかなか食べることができなくなり、ますます成績が上がらなくなっていくのです。

食が細くなる原因として考えられるのは、おそらく胃腸など消化器の問題でしょう。どんな時でも「気持ち悪くて食欲がない」などと言わずに、モリモリ食べることができる。栄養価の高いもの、例えば肉などを積極的にバクバク食べることができる。それは一つの「才能」と言えます。

胃腸が弱い場合は、無理をして食べても結果的に消化不良になったりすることがあります。そうなると栄養の理想的な吸収は望めません。

けれども、生まれつき胃腸が強い人は、多少無理をして食べても消化不良やお腹を壊したりしにくく、栄養を十分吸収することができる。すると、トラブルを遠ざけることができるのです。

そういった意味でアスリートの優劣は、「いかなる時も適切な内容の食事を、適切な量だけ食べられる」という生まれつきの「才能」で決まるのです。

この話をアスリート以外の層にも広げて考えてみましょう。

「食べ過ぎによって、太る人」というのは「才能」があります。過食に走ってしまう人、例えば**「BMIが25を超える人」というのは「才能」に恵まれている。**そうポジティブに捉えてみましょう。

「BMI25を超える」ということは、意外に聞こえるかもしれませんが「代謝がよい」とも言い換えられます。

太るのもヤセるのも、代謝が大いに関係しています。だから「BMI25を超える人」は、太る才能もあるし、これからヤセる才能もあるということなのです。

現在、BMI25以上の人は、今後の意識と食生活の改善次第で、自由自在になれる。そう捉えてみてください。**「ヤセる才能」**を潜在的に秘めているのですから、それを活用しない手はありません。

「ヤセないなんて、もったいない」と考えてみましょう。

さらに言うと「肥満から糖尿病になった」という人は、肥満を解消するだけで糖尿病が治る傾向があります。もちろん、糖尿病を発症してから長い時間がたつと肝臓が疲弊するため治らないこともありますが、初期であればヤセることで血糖値はすぐに下がります。まずはBMIを把握して、自分はどのようなタイプか見極めましょう。

Q 06

健康的に
ヤセたければ？

↓

食事制限のみを
行う

↓

運動と食事制限を
併行する

A 食事制限のみを行う

男性は、「いったんハマると、徹底的に頑張ることができる」という傾向があります。よくも悪くも「マニアックに極めたい」という欲求が、女性よりも強いのでしょう。

それはダイエットにも当てはまることですが、その努力の方向性が誤っていたとしても、気付かずに頑張り続けてしまい、逆効果になることもあるので要注意です。

例えば「ヤセるために運動をしよう」と一念発起して、フィットネスクラブに入会し、ランニングなどの運動を習慣化させた後、それに加えて食事まで厳しくコントロールしようとする男性は珍しくありません。彼らは「運動×食事制限」という最も禁欲的な道を選んだ〝勇気ある人〟と言えるかもしれません。

「激しい運動を習慣化しているのに、日々サラダしか食べない」、そのような極端な食生活を実践している男性にお目にかかったこともあります。

本人にしてみれば「運動で消費カロリーを増やした上に、食事による摂取カロリーを減らせば、より早くヤセる」、つまり**「消費カロリーが摂取カロリーを単純に上回りさえすればヤセる」という思惑があるのでしょう。しかし、それは全く誤った考え方です。**なぜ、「運動×食事制限」という道を選んではいけないのか、わかりやすく説明しましょう。

そもそも運動とは、エネルギーを消費して、「筋肉にダメージを与える」行為です。ランニングも同じです。筋肉に負荷がかかると、筋繊維が収縮を繰り返し、損傷を起こしてしまうのです。すると体は「負荷に対抗できる筋肉を作ろう」として、筋繊維の数を増やしたり、太くさせたりします。その過程で、タンパク質をはじめとする重要な栄養素が大量に消費されるのです。

しかし、「筋肉を増やしたいのに、筋肉を作る材料が体内にもうない」という状態になると、元からあった筋肉が分解されて使われていくことになります。その結果、運動のたびに筋肉が削《そ》げ落ちて、やつれていくことになるのです。

だから、ヤセるために運動をする場合は、運動をしていない時よりもさらに多くの栄養素を摂ることが求められます。具体的にはタンパク質、脂質、ビタミン、ミネラルといった、筋肉を作る材料となる栄養素です。

そもそも、世の中の大半の人の食事は**「糖質過多でタンパク質不足」**という傾向にあります。栄養がまんべんなく行き渡った状態ではないのに、そこから闇雲《やみくも》に食事を制限したら、栄養バランスはますます崩れ、深刻な栄養不足に陥ってしまいます。要は、見た目からして「やつれた状態」になります。

その先に待ち受けるのは、お決まりの「リバウンド」です。つまり、やつれた状態にさしかかると、体が本能的に「このままでは死んでしまう」と察知して、今度は食べ過ぎて太ってしまうのです。

また、ヤセようとする時は「食」からにせよ「運動」からにせよ、そのアプローチには必ず厳密な計算が必要です。第2章以降で詳しく見ていきますが、「食」にまつわる計算は、比較的簡単です。しかし「運動と食」という二つのアプローチを同時に試みる場合、その計算は非常に煩雑で、よい結果を出すことが難しくなります。

それはプロの手にかかっても同じことです。

「1日に〇分のランニングをして、1日の総摂取カロリーは普段よりも△キロカロリー減らしながら、ミネラルやビタミンの摂取量は増やす」などといった具合です。

さらに言うと、そこに「お酒を飲む」といった条件を加味するとなると、計算はさらに複雑になります。アルコールは筋肉を分解してしまうからです。

プロでも頭を抱えるような計算をして、「食」×「運動」といった双方向のアプローチでヤセることを目指すより、「食」からのアプローチのみでヤセることを考えた方が効率がよく、失敗も少なくなります。

「正しく走る」ことにも、技術が必要です。そこに「正しく食事を制限する」という要素が掛け合わさると、よりハードルは上がってしまいます。

「運動×食事制限」という最悪の組み合わせで、自己流の安易な〝ダイエット〟に取り組むのは、くれぐれもやめてください。特に男性はいったん目標を決めると、それを達成するまでとことん禁欲的に頑張ることができる人が多いです。そのような素晴らしい能力があるなら、それを「食事改善」という別の方向に使ってほしいと思います。

「運動×食事制限」のせいで、ヤセるどころかやつれてしまい、シワシワになって見た目が老けていくなんて、本末転倒だとは思いませんか？

Q 07

ヤセたくなったら？

↓ 日常生活の中でウオーキング

↓ ジムで筋トレ

A 日常生活の中でウオーキング

フィットネスクラブに入会して運動をすると、毎月少なからず出費になります。

もしあなたが運動のプロで「パフォーマンスを上げたい」「大会で結果を出したい」という状態だったり、人前で撮影されるような職業で「理想の体形にボディメイクする必要がある」という状況だったとしたら。そのような施設や、そこにいるコーチやトレーナーを活用するのには非常に意味があります。また「運動を趣味で楽しみたい」という人がフィットネスクラブに行くことには、異論ありません。

しかし単に「数キロヤセたい」「肥満からくる健康不安を解消したい」「メタボ体型を遠ざけたい」というのであれば、「まずフィットネスクラブに行く」という姿勢には反対です。

それよりも、もっと効率よく効果が出せて、手軽でお金がかからない手段が、ウオーキングです。

しかもそれは、ウエアに着替えてスポーツシューズを履いて行うような、きちんとしたウオーキングではありません。単に日常生活の中で、歩く習慣を増やすという意味でのウオーキングです。

都市部であれば、電車の1～2駅分や、タクシーのワンメーターの距離を少しスピードアップする気持ちで歩くだけで、意外にも多くの運動量を稼ぐことができます。

同様に、エスカレーターやエレベーターはやめ、階段を意識的に使うことも効果的です。勤務時間の合間に、コンビニへ行ったり、違うフロアに移動したりという際も、立派な運動時間になります。

ただし、靴底が硬いビジネスシューズは足に負荷がかかり過ぎたり、痛めてしまうことがあるので、できる限り歩きやすいものを履いて行ってください。

このウオーキングを漠然と実践しているだけでは、なかなかモチベーションが上がらないかもしれません。それでもスマホのアプリなどを活用して、歩数や移動距離、消費カロリーを計測すれば、楽しんで歩けるようになるはずです。

もちろん歩数計を装着してもかまいません。長い期間記録を取り続ければ、自分の平均的な運動量を把握することができ、「それに応じて食事量を調整する」といった高度な使い方も可能になります。

仕事中だけでなく休日にこのようなツールを使うこともお勧めです。ホームセンターを歩き回ったり、日用品を買い出しに行ったりするだけでも、歩行距離が数キロに及ぶことは珍しくありません。自分の活動量が数字で把握できると面白くなってくるので、さらに散歩に出かけたくなったりして、活動量は増えることでしょう。

もちろん「そんな気分にならない」「疲れていて難しい」という場合は、無理に歩く必要はありません。**「歩かないこと」に罪悪感など覚えることもありません。**それよりも第2章以降でご紹介する食事改善だけに専念してください。

ただし、「ヤセるための運動は不要」ですが、将来もずっと健康的に生きていくためには「歩く」といった程度の運動は不可欠です。使わない筋肉は加齢と共に衰えてしまうからです。近い将来、体が満足に動かなくなり、寝たきりを引き起こす「ロコモティブシンドローム」になるリスクが高まってしまいます。

本書でお伝えしたいのは、あくまで「ヤセるために、好きでもない運動を嫌々行うのはやめましょう」ということです。

なぜ運動指導者の私が、「運動をしよう」という気分になっている人に、わざわざ水を差すようなことを言うのかというと、**「運動習慣がある人が陥りがちなワナ」**について熟知しているからです。人の体は運動をするとエネルギーを消費するため、運動をしていない時よりもお腹が空くのです。それは体の正常な反応です。

また「運動をした」という事実で大きな充実感や達成感を得ているために気持ちが大きくなったり、安心感が生まれ、運動直後に**「極悪の食」**を安易に楽しんでしまうことが多いのです。

「極悪の食」についてはおいおい説明していきますが、**「低タンパク質・高糖質」で太りやすい食事**のことを指します。高カロリーや高塩分だったり、添加物が多いなど、明らかに体に悪影響を与えるメニューも含まれます。

「フィットネスクラブに毎月高額の会費を払って通っているのだから、それだけでヤセていくはず」

そんな安易なイメージから、これを機会に脱却してください。

第2章 接待漬けでもできる！　中高年のための食習慣

Q 08

すぐヤセられるのは？

↓ ↓

男性

女性

A 男性

第1章では、「運動の落とし穴」について見てきました。運動では「ヤセない」という事実をご理解いただけたと思います。

では、いったいどうすれば「ヤセる」のか。

具体的に言うと、標準体重よりも数キロもしくは10~20キロ上回る男性が、「できれば運動をせずに、食生活の改善だけで5~10キロほど体重を落としたい」という時、どうすればよいのか。

日々の仕事を今まで通りに続けながら、どのように食習慣を変えればよいのか。

本章では現実的な提案をしていきます。

働き盛りの男性であれば、自炊をする機会は少なく、中食や外食一辺倒になりがちなものです。また、常に予定に追われているため「食事の内容は吟味せず、おいしそうなものを手当たり次第に行き当たりばったり」という方も多いことでしょう。さらには付き合いの数も多く「平日の夜は接待漬けで暴飲暴食」という方も珍しくないはずです。もはや「食生活など乱れて当然」とも言える日々の中で、少し立ち止まって、自身の食の方針について考えてみてほしいと思います。

プロの目から見ても、男性は自分の食生活について無頓着過ぎます。栄養について知的好奇心が強い女性に比べて、おしなべて意識が低く、メニュー決定の基準は**「値段に対して、量が多いかどうか」**という人さえいます。

つまり、「これはタンパク質が多い」「これは糖質の含有量が少ない」などと考えることが極端に少ないのです。そのような好奇心や知識を持ち合わせていないため、「ヤセたい」といったん思ったら、「とにかく食べる量を減らせばよい」と節食する。それでは栄養不足が生じて、根本的にヤセる体質になるはずがありません。

また、基本的に食にまつわる情報に興味が薄く、「おいしいものを食べる」という一点のみに意識がフォーカスされがちなのです。

平たく言うと、たとえ外食をしても店の外観や雰囲気、料理のビジュアルにこだわらない。ガツンとした刺激を食事から得られれば満足、という面もあり、味付けは自然に濃い目を好むようになっていき、肥満街道まっしぐらというわけです。

さらに、油で炒めて化学調味料で味付けされた大盛りのチャーハンでお腹を満たすことを「コスパがいい」と捉えてしまう。「おかわり無料」という表示を見たら、「ラッキー」と何度もおかわりをしてしまう。チェーン系の牛丼屋に入ると、まるで条件反射のように牛丼大盛りばかりオーダーしてしまう……。

男性の場合、ほんの少しの好奇心と知識があれば、みるみるヤセていくのに非常に惜しい話です。

ここでヤセることについての男女差について触れておきましょう。

基本的に、男性の方が女性よりも代謝が高いため、ヤセやすい傾向が強いです。

また、女性はホルモンに影響される部分が非常に大きいため、ヤセにくいという側面もあります。

同程度の身長、体重の男女を比べた場合、女性が2キロヤセることと、男性が5キロヤセることを比較すると、実は後者の方が容易なのです。

男性は「そもそも代謝が高い」という性質があります。この性質が悪い方向に転ぶと、

「代謝が高いゆえに太りやすくなる」ということも起こりえます。

しかし、よい方向にもっていくように心掛けると、うまくヤセることができます。

このような特徴を念頭に置き、ぜひ前向きに食事改善に取り組んでください。正しい知識を身につけて、ヤセる食生活を実践した場合、すぐに結果がついてくるはずです。

私のジムには、多くの女性が「ボディメイクをしたい」「ヤセたい」と駆け込んできます。そこで食事についてさまざまな提案をして実践してもらいます。その際、男性のパートナーと一緒に生活している女性から報告を受けていると、「食事を改善していくうちに、パートナーのほうが先にヤセ始めた」という声が非常に多いのです。

極端なところでは「米を炊く際は常に雑穀米にしたところ、パートナーがすとんと2キロ減量できた」という例もあります。それほど男性の体は、ヤセやすいのです。

過去の習慣に従って、ほぼ無意識でメニューを選ぶ癖とは手を切り、違う方法で食欲を満たしていきましょう。

ほんの少し、栄養にまつわる知識を身につければ、男性特有の特徴である「ヤセやすさ」を生かして、短期間でヤセることが可能なはずです。

Q 09

効果が出やすい食事法は？

朝昼は低脂肪、夜は低糖質

徹底的な糖質制限

A 朝昼は低脂肪、夜は低糖質

最近は食生活について多くの情報がマスメディアを通じて広まるようになりました。しかし、中途半端な伝え方をされることも多く、本当に正しい知識を取り入れることは難しくなっています。

誤解されている情報の代表格が「糖質制限」という食事法です。ヤセることに興味のある人のほとんどが**「糖質制限さえすれば誰でもヤセられる」「機会があれば自分も挑戦したい」**、そう思っているのではないでしょうか。もちろんそれは一面の真理ではあります。糖質制限を正しく行うと、数キロはすぐに落ちる可能性はあります。

ただし、糖質制限は絶対的なヤセる方法ではありません。「何が何でも糖質制限」と思い込む必要はないのです。

本書は単純に糖質制限を推奨する本ではありません。平たく言うと「極悪の食」をやめられない人が、「極悪の食をうまく避けて、ストレスなくヤセる」という食事方針を提案していきます。

中年以降になっても適正な体重をキープできている男性というのは、かなり美意識、健康意識が高い人と言えます。問題は、適正な体重をオーバーしている人です。

そういう人たちの食の傾向には、共通点があります。それは「極悪の食」を習慣化していて、そのことに気付いていない点です。中には罪悪感すら抱いていないという人も多いのです。そんな人が、いったん「体重を減らそう」と決意した場合、「極悪の食」をやめて「普通の食」に切り替えてもらうだけでも、短期ですとんと5キロほど体重が落ちることがあります。

それほど、「極悪の食」とは大きな悪影響を体に及ぼす、罪深いものなのです。

特に男性の場合は、厳しい糖質制限を行う必要はさしてありません。「極悪の食」と縁を切りさえすればよいのです。

体に悪影響を与えるさまざまな要因を排除することで「ヤセる」「体重が落ちる」のはもちろん、健康的な体に変化していくきっかけもつかめます。

こうした「健康的な体になるための食事療法」のことを、本来「ダイエット」と称します。**「生き方」「生活様式」を意味するギリシャ語「diaita」がその語源です。**

多くの人が「ダイエット」という言葉を、単純に「ヤセること」（体重を落とすこと）と解釈していることでしょう。しかしそれは語源とは大きくズレているのです。

「健康的な体になるための食事療法」が本来の意味なので、**ヤセ過ぎの人が正しい食事で適正体重に増やすことも「ダイエット」**ということになります。

「ダイエット」とは、ヤセて目標体重に到達する地点をゴールにする「減量」とは全く異なる概念です。健康な体を維持するために必要な「食べ方」を身につけていくことなのです。

この第2章で、正しい「食べ方」、そして「食習慣」を知ってください。

本書では、正しい「食べ方」「食習慣」をわかりやすく、実践できるよう、ルール化しました。

それが、**「朝と昼は低脂肪食、夜は低糖質食」**という原則です。日中は脂肪を制限し、夕方以降は糖質を制限するというイメージです。全体的に見ると、非常に低カロリーになります。

私はこの食事法を**「糖質×脂質トレードオフ食事法」**と名付けました。

つまり「低脂肪食」と「低糖質食」の〝いいとこどり〟をする、〝ハイブリッドな食事法〟として捉えてください。

なぜこの食事法をお勧めするのかというと、単純な「糖質制限食」は効果が著しい反面、「摂ってよい食材」に偏りが生じたり、食材調達が難しかったり、ストレスが溜まりやすくなるからです。うまくやらなければ、当然リバウンドもしやすくなります。

その点、この**「糖質×脂質トレードオフ食事法」**の場合、夜の低糖質食では、脂質を気にせず食べることができ、ストレスも大幅に軽減されます。

糖質がない（極端に少ない）状態で脂質を体内に摂取しても、脂肪はつきにくいという、体のメカニズムのメリットを最大限利用しているわけです。

1日1回、夜にそうやって食の満足度を高めておけば、体重を落とすことへのモチベーションは持続しやすくなります。

次の項目から、具体的に朝・昼・晩のメニューを紹介していきます。

分刻みのスケジュールで働く超多忙なビジネスパーソンでも、外食や接待が多い方でも、コンビニや外食依存の男性でも手軽に実践できる、現実的かつ画期的な食事法です。

Q 10

朝食におすすめの
コンビニメニューは？

ゆで卵

野菜サラダ

A ゆで卵

私自身、朝食はあまり積極的には食べません。朝に、炭水化物を摂った場合、眠くなってしまうことが多く、仕事のパフォーマンスに影響が出てしまうからです。

しかし朝食を全く摂らないことには、デメリットもあります。

「朝食を全く食べない」でいると、血中のブドウ糖量が低下し、肝臓で糖を作り出す「糖新生」が起きます。その際にアミノ酸が消費されるのですが、足りなければ筋肉が分解されてアミノ酸に変わることになります。

糖新生が起こると、脂質を中心にエネルギーを出します。その際に体脂肪を燃焼させるには、糖質ではなくタンパク質を摂取しておくことがベストです。

とはいえ、朝から肉や魚をメインとした献立を食卓に並べることは、なかなか難しいでしょう。そんな場合は卵や納豆を活用してください。安価なソーセージやハム、ベーコンなどの加工肉には悪い脂質や添加物が含まれていることが多いので、避けておきましょう。腸内環境にも悪い影響を与えかねません。
おにぎりを中心とした「オールコンビニ食」でもかまいません。
さらに忙しい時は、プロテインドリンクを飲むだけでもよいでしょう。

【しっかり摂る時の朝食メニュー　①自炊の場合】
・卵料理（ゆで卵、温泉卵、オムレツ、スクランブルエッグ）
・少量の玄米（雑穀を混ぜたご飯でも可）
・納豆

【しっかり摂る時の朝食メニュー　②コンビニを活用する場合】
・おにぎり1～2個
※次から1種類を足す
・サラダチキン（約半分）／スモークささみ（1本）／ゆで卵（1～2個）

【時間がない時の朝食メニュー　プロテインドリンク】

・一食でタンパク質が20グラム以上摂れるもの

※プロテインにはタンパク質しか入っていないことが多く腹持ちがよくない。牛乳や豆乳などで割ると、少し腹持ちがよくなります

プロテインには種類がたくさんありますが、手に入りやすいものでかまいません。ただし、朝食の食事代わりに飲む場合は、ヘンププロテインなどのスーパーフードのプロテインの方が、タンパク質以外のミネラル・ビタミンなども摂れてなおよいでしょう。

例えば今まで「朝はおにぎりだけ3個も食べていた」という人がいたとします。これを「おにぎり2個にサラダチキン」というメニューに切り替えるだけで、脂肪が燃焼しやすくなり、肥満から脱却できることになります。

ここで頭の体操をしてみましょう。右で挙げた例のように「朝はおにぎりだけ3個も食べていた」という人が「おにぎり1個（2個）にプレーンのサラダチキン」というメニューにチェンジした場合、何を「制限」したことになるでしょうか。

「糖質制限」？「脂質制限」？

正解は「脂質制限」。おにぎりにもプレーンのサラダチキンにも、脂質はほぼ含まれていないからです。「おにぎりという糖質を減らしたのだから糖質制限ではないか」と思われる人がいるかもしれません。

ただ栄養学的に内訳を分析すると、「脂質を抑えている」ということになり「糖質制限」というカテゴリーには入らないのです。「糖質制限」という場合には、「同時に脂質が多くないとダメ」という原則があるからです。

ここまで詳しくお話しすると、「食の世界は奥深い」と感じる人もいるかもしれません。

本書では、このように緻密な理論に裏打ちされた現実的な提案をしていきます。

そうは言っても「意識高い系のヘルシー食」を目指すことはありません。コンビニ食を完全に否定することもありません。

食品の選び方を、ほんの少しでいいので変えてみてください。

Q 11

ランチで食べるなら？

↓ 海鮮丼

↓ 回転寿司

A

海鮮丼

私は「食べ方」にまつわる本を今までに何冊も書き、反響をいただいてきました。

そこでよくいただくお声は次のようなものです。

「ではいったい何を食べればいいのですか？」

本質的なことを言えば、私は皆さんに「他人やメディアの言うことに踊らされず、正しい食の知識を少しずつでも蓄え、自分の頭で考えるようになっていただきたい」と思います。しかし、それは非常に難しいことなのかもしれません。

本書ではご自身で食について考えていただくきっかけとして、馴染みの深い昼食のメニューを4段階に分けてご提案します。昼食時におすすめ度ができるだけ高いものを摂ることを推奨します。

「なぜ、このメニューがこのおすすめ度なのか」

本書を読み終わった時には、その理由についてすんなり理解できているはずです。このメニューの分類を、次の昼ごはんのチョイスからぜひ活用してください。いずれも激務型のビジネスパーソンを意識したランチメニューばかりです。

お勧めする基準は「低脂質」。低脂質の献立から「おすすめ度①」「おすすめ度②」……という順に分類されます。反対に、最も高脂質で推奨できない献立は「おすすめ度④」、その次に高脂質の献立は「おすすめ度③」となります。

定食などの場合、ごはんも食べることを前提で計算しています。ただしごはんの量の理想は1食約80～100グラムです。茶碗に軽く1杯、にぎりこぶし1個くらいの分量です。糖質量は約30～40グラム、これをゆっくり噛みしめながら味わいましょう。

例えば「おすすめ度①」に含まれる海鮮丼ですが、店によっては米の量が多過ぎることがあります。「昼は糖質制限を考えなくてよい」とはいえ、過度な摂取は控えた方がベターです。ご飯は少なめにしましょう。

■おすすめ度①

・海鮮丼
・焼き魚定食

・ヒレステーキ定食
・オムレツ定食
・納豆ご飯

■おすすめ度②

・うどん
・そば
・パスタ（ペペロンチーノや和風といった低糖質なもののみ）
・サバ味噌定食
・おにぎり
・フルーツ

■おすすめ度③（＝推奨しない）

・寿司（回転寿司の握り寿司など）
・マーボー丼

■おすすめ度④（＝推奨しない）

・から揚げ、天ぷら、フライなど揚げ物系の定食全て
・餃子定食
・シュウマイ定食
・ハンバーグ定食
・カツ丼
・ラーメン
・ハンバーガー
・カレーライス
・チャーハン
・パスタ（カルボナーラやボロネーゼなど高脂質なもの）

通常のサラリーマンであれば、週5日の勤務となるはずです。おすすめ度①②の昼食メニューを週3回以上取り入れ、おすすめ度③④の昼食メニューは週2回以下にとどめられれば、おのずと結果は出てくるはずです。

Q 12

ヤセる
夕食メニューは？

野菜中心で
カロリーを抑える

肉、魚、卵を
ガッツリ食べる

肉、魚、卵をガッツリ食べる

夕食時のメニューについて考えてみましょう。

基本的には、「糖質カット」、つまり糖質制限を頑張ってください。「ヤセる」という目的のためには、断酒できればベストですが、無理をして断酒する必要はありません。家飲みにしろ、接待で酒席に参加するにしろ、「糖質制限メニュー」を選んでください。アルコールとの付き合い方については、次の項目でお話しします。

とはいえ「低糖質の夜ごはん」となると、いったい何を選べばよいのか迷う方も多いのではないでしょうか。

ここでは、リバウンドなしで持続できる、現実的でおいしい夜食の低糖質食材について提案します。

■積極的に摂りたい食材

・肉類（主に筋肉部）

・内臓部（レバーやハツ）
・軟骨（牛、豚、鶏、馬、羊、猪、鹿など肉の種類は問わない。飼料が牧草であれば理想的）
・青魚（イワシ、アジ、サバなど）
・貝類（亜鉛豊富なカキが特にお勧め）
・卵（鶏卵やウズラ。放し飼いのものであればベスト）
・発酵した大豆（納豆、味噌、テンペなど）
・緑黄色野菜（ブロッコリー、ピーマン、小松菜、ケール、チンゲンサイ、トマトなど）
・海藻類（ワカメ、ノリ）
・ギリシャヨーグルト（糖質添加されていないもの）

あくまで積極的に食べた方がよい食材であり、これしか食べてはいけないという意味ではありませんが、わかりやすくまとめると、「肉、魚、卵」という動物性タンパク質を中心に摂ってください。タンパク質摂取量の目安は、体重1キロあたり1グラム（1

日）が最低ラインです。

つまり体重60キロの人であれば、60グラムのタンパク質摂取がないと代謝が下がってしまうので、できればその1．5倍の90グラム程度が理想的ということになります。

しかし、この計算には注意が必要です。

当たり前の話ですが、「肉や魚の重さ＝タンパク質の重さ」ということにはなりません。例えば「肉や魚介は1日あたり手のひら2枚分（約200グラム）以上の分量を摂るのが目安」とされています。しかし200グラムの肉や魚介を食べても、摂れるタンパク質は約40グラム。体重60キロの人であれば、約300グラム以上の分量の肉や魚介を食べて、ようやく理想のタンパク質が摂れることになります。

さらに言うと、タンパク質の摂取量に上限はありません。朝や昼に摂りきれなかった分を夜に補うつもりで献立を考えてください。そうなると自ずと「肉、魚、卵」という食材に行き着くのがご理解いただけることでしょう。

動物性タンパク質は、筋肉の構成源として最も体内に吸収しやすいとされています。つまり動物性タンパク質が不足すると、筋肉まで落ちやすくなるということです。

「ベジタリアンなど菜食主義者はヤセているではないか」と反論されそうですが、それは彼らが栄養全体に対して配慮をしているからであり、「動物性タンパク質が太る」という根拠にはなりません。

楽にヤセたい人こそ「肉食中心主義」でいきましょう。

肉を食べる上での注意点は次の通りです。

牛肉の場合、サシ入りの和牛などは柔らかくおいしいのですが、脂身の多い肉には「3大NG油（飽和脂肪酸、オメガ6、トランス脂肪酸）」の飽和脂肪酸が多く含まれています。ヒレ、ロース、もも肉など赤身の多い筋肉の部位がベストです。

鶏肉は、皮以外は脂身が少なく、タンパク質が豊富なのでお勧めです。

豚肉には、代謝を上げるビタミンB1が多く含まれています。

Q 13

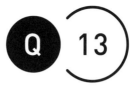

実践したい
ヤセキーワードは？

↓ ↓

「オカアサンヤスメ」

「マゴワヤサシイ」

A「マゴワヤサシイ」

夕食は原則糖質カット、メインのおかずは「肉、魚、卵」。このような原則を前の項目でお伝えしました。ではサブのおかずには、いったい何を食べればよいのでしょうか。そんな疑問に、ひとことで答えられる便利な言葉が、**「マゴワヤサシイ」**です。日本に昔からある食材の頭文字を取り、わかりやすく総称した言葉です。

■マ……豆製品（みそや納豆、豆腐、大豆、小豆、ゆばなど）
■ゴ……ゴマ（ゴマなどの種子類。ナッツ、くるみ、アーモンドなど）
■ワ……ワカメ（ひじき、昆布、もずく、ノリ、寒天、ワカメなどの海藻類）
■ヤ……野菜（淡色野菜よりは緑黄色野菜を中心に）
■サ……魚（小魚や青魚を中心に、良質のＥＰＡやＤＨＡを摂る）
■シ……シイタケ（シイタケ、マイタケ、エノキ、キクラギ、エリンギなどのキノコ類）
■イ……イモ（サツマイモ、ヤマイモ、サトイモなどのイモ類）

これらの食材は、代謝を助ける栄養素に富んでいます。

「マ」(豆製品)、「サ」(魚)は、タンパク質摂取の柱となってくれます。

「ゴ」(種子類)は、良質な脂質が豊富です。

「ワ」(海藻類)はビタミンやミネラル、マグネシウム、ビタミンB群、水溶性食物繊維を多く含みます。

「ヤ」(野菜類)もビタミンやミネラル、フィトケミカルなどの含有量が期待できます。

「シ」(キノコ類)も水溶性食物繊維がいっぱい。

「イ」(イモ類)も食物繊維豊富で、摂ってもよい糖質の一つです。

もちろん「メインのおかず」で動物性タンパク質(肉、魚、卵)が十分摂れていれば、これら「マゴワヤサシイ」の食材を無理して大量に食べる必要はありません。

ただし、食事の楽しみとして「さまざまなものを味わいたい」という場合は、優先的に「マゴワヤサシイ」の食材を摂るようにしてください。

くれぐれも気を付けてほしいのは**「野菜で食事をカサ増ししてはいけない」**という点です。「早急にヤセたい」という人にとって、「マゴワヤサシイ」の中でも特に野菜は魅力的な食材に映るようです。

たしかに野菜は、代謝に必要な栄養素を多く含む上に低カロリーな食材です。野菜を中心とした食事で一時的に体重は落ちることがあるかもしれません。しかし残念ながら、野菜は「代謝を上げて、一生太りにくい体」にしてくれるわけではありません。

「極悪の食」の例としては「1袋10円のもやしでのカサ増し」があります。

もやしは淡色野菜の仲間で、栄養価はさして高くはありません。どうせカサ増しをするのであれば、栄養価がやや高めの豆もやしにするか、野菜は野菜でも緑黄色野菜、そしてキノコ類で、カサを増やすようにしましょう。

近年よく見かける「1日分の野菜が摂れる」とうたうラーメンメニューも同罪です。「1日分の野菜」と言っても実際に注文してみると、栄養価の低いキャベツやもやしが山盛りにトッピングされているだけ。そんなメニューを見て「栄養バランスが取れている」と安心してはいけません。そもそも野菜とは栄養価があまり高くないもの。**「野菜さえ食べていれば健康」という神話は幻想だと気付いてください。**

「代謝を上げる」という観点から見ると、「肉より野菜をせっせと食べる」という食事法はとても非効率的なのです。

一方で、お勧めできない食事メニューの頭文字を取ったものが、「オカアサンヤスメ」です。柔らかくてビタミンやミネラルも少なく、糖質たっぷり。

■オ……オムライス
■カ……カレーライス
■ア……アイスクリーム
■サン……サンドイッチ
■ヤ……焼きそば
■ス……スパゲティ
■メ……目玉焼き

ヤセない方が大好きなメニューなのではないでしょうか。

それよりも、栄養価の高い動物性食品を十分に摂り、それで補いきれないビタミンやミネラルを補完するために、豆類や海藻類を食べる。「マゴワヤサシイ」食材をうまく取り入れる。そんな考え方に早くシフトしましょう。

Q 14

焼酎は太らないはず。
家で飲むなら？

瓶詰め焼酎の水割り

缶チューハイ

A 瓶詰め焼酎の水割り

中年男性と切り離せない、アルコールとの付き合い方について考えてみましょう。

結論から言うと、ヤセるためにアルコールを断つ必要はありません。なぜならアルコールは少量であればストレスホルモンであるコルチゾールの分泌を低減させ、ストレス解消に一役買ってくれるからです。

そもそも多くの現代人は、何らかの嗜好品《しこうひん》を楽しむという傾向があります。嗜好品は4種類に大別できます。糖質、アルコール、カフェイン、喫煙、たいていの男性は、このいずれかを好んでいるはずです。

「お酒(アルコール)が最も好き」という人は、「ごはんはさほど食べなくてもよい」という特徴があります。「お酒が飲めればそれでいい」というタイプです。そのような人は、食事面での改善がスムーズにいきやすいものです。

厄介なのが「糖質が最も好き」というタイプの人です。そのような人は、糖質制限を困難に感じるかもしれません。「なぜ糖質依存をやめられないのか」という根本的な問題に向き合うことが必要でしょう。

「糖質をどんどん摂ってしまう」という背景には、心的ストレスが影響している場合が多いです。糖質も、ストレスホルモンであるコルチゾールの分泌を抑えてくれる働きがあるからです。ストレスの原因を根本的に改善できれば理想的でしょう。

一方、何も考えず「身近で手に入りやすいものを口に運んでいた」という習慣が影響していることもあります。その場合は「自分はこんなに糖質を摂っているのだ」と自覚することが大事です。

なお、「お酒も糖質も好き」という人は要注意です。

とはいえ、中年男性がお酒を無理に断つ理由はないことが理解いただけたでしょうか。もちろん、「ヤセる」という目標を掲げるからには、アルコールとの適度な付き合い方が重要になります。お酒の選び方は次を参考にしてください。

■避けるべきお酒（血糖値を上昇させ、太りやすくする）

・糖質が含まれる醸造酒（ビール、ワインなどの果実酒、日本酒）

・カクテル
・甘いリキュール類
・果実酒
・サワー
・缶チューハイ

■飲んでもよいお酒

・糖質ゼロの蒸留酒（焼酎、ブランデー、ウォッカ）

種類が多い焼酎について言うと、芋や麦、黒糖など、どのような原料で作られても糖質は含まれず、血糖値が上昇しないため、肥満ホルモンであるインスリンが出ることはありません。とはいえアルコール自体がゼロカロリーというわけではないです。また、せっかくの蒸留酒を、甘いジュースなどで割っていたら意味がありません。

さらに踏み込んで言うと、最近、ダイエット志向・健康志向が強い消費者に向け、安価なカロリーオフ発泡酒やチューハイが数多く出回っています。たしかに「糖質ゼロ」

であれば血糖値は上がりません。しかし、そのためにさまざまな甘味料や添加物が使用されていて、それが体によくないのです。

私が最も危惧《きぐ》しているのは、「お酒に弱いのに、立場上飲まなくてはいけない人」です。「肝臓でのアルコール処理能力が低い人は、日本人の約4割を占める」というデータが存在します。「飲むとすぐに体が赤くなってしまう人」は「お酒に弱い人」なのです。そんな人でも、アルコールに次第に慣れて強くはなります。しかし、有害物質である「アセトアルデヒド」を肝臓で分解する能力が向上することはありません。「お酒に慣れた」ように見えても、お酒の処理能力がアップしたわけではありません。

宴席の雰囲気を壊さない程度に、アルコールを無理せず楽しむ姿勢をお勧めします。

摂取したアルコールを分解する時は肝臓に負担がかかり、ビタミンやミネラルが消費されてしまいます。肝心な脂肪燃焼の際に「ビタミンやミネラルが足りないとヤセづらくなる」という関係については、よく覚えておいてください。

私はよくノンアルコールビールを飲みます。「アルコール抜きのビール」とは意識せず、「スパークリングのお茶のよう」と捉えると、ぐんとおいしく感じますよ。

Q 15

居酒屋で
選ぶべきつまみは？

↓ 焼き鳥

↓ 揚げだし豆腐

A 焼き鳥

「ヤセる」という目標を掲げつつお酒を楽しみたい場合、つまみは何を選べばよいのか考えていきましょう。「アルコールで太る原因は、お酒ではなくつまみ」とはよく指摘される事実です。家飲み、外飲み、どちらにも共通するお勧めのつまみは次の通りです。

【積極的に摂りたいつまみ】

・魚の刺し身
・貝類
・焼き鳥（つくねではなくレバー、タレではなく塩を選ぶ）
・カルパッチョ
・枝豆
・キノコ類のお通し（和え物など）
・海藻類のお通し（サラダ、酢の物など）

・納豆
・豆腐（冷奴、サラダなど）
・キムチ

右に挙げた食材の多くに共通するのは、比較的**タンパク質が豊富**という点です。アルコールを肝臓で分解する酵素は、タンパク質から作られているので、タンパク質の補給は不可欠です。またビタミンB群やビタミンCなどのビタミン類、マグネシウムや亜鉛などのミネラル類もアルコールの分解を助けてくれるので、このような栄養素を含むつまみを摂りたいものです。魚介類、特に刺し身や貝類、ワカメなどはお勧めです。

「二日酔いにはしじみの味噌汁がいい」と言われますが、その通りです。

反対に、避けたいつまみもあります。

まずは果物です。ヘルシーで「酔い覚ましにいい」というイメージがあるかもしれませんが、果物に含まれる「ショ糖」は白砂糖と同じ成分であるため、血糖値を上げます。「果糖」も、速いスピードで肝臓に中性脂肪として蓄えられ、脂肪肝を引き起こすきっかけとなります。

揚げ物系のメニューも厳禁です。天ぷらやフライなどをつまみにしてお酒を飲むと「さらにお酒が欲しくなる」という悪循環に陥ることさえあります。また、アルコール摂取時は通常よりも脂質を吸収しやすくなっています。

いくら「夜は糖質制限だけでよい」とはいえ、過度に脂質を摂るのは好ましくありません。

「揚げ物系」を禁じると、がっかりされる男性諸氏が多いでしょう。そんなガッツリ肉食系へのお勧めつまみが焼き鳥です。焼き鳥は面白いことに、どんな「部位」と「味付け」を選ぶかによって摂取できる栄養価が激変するのです。

まずお勧めしたい部位は内臓の**レバー**です。

レバーはタンパク質はもちろん、免疫力を高めてくれるビタミンA、鉄に富んでいます。その豊富さは**神食材**と呼んでもよいほど。数値で言うと鶏のレバーのビタミンAは、100グラムあたり1万4000マイクログラム。鉄は9ミリグラム。これは他の食品よりも並外れた多さです。30~49歳男性の1日の推奨量を見てみましょう。

厚生労働省の「日本人の食事摂取基準(2015年版)」によると、ビタミンAは900マイクログラム、鉄は7・5ミリグラムが推奨量です。

また「ヤセる」ことを目指すからには、味付けにもこだわってください。

甘辛いタレは、砂糖やみりんといった糖質を主体に作られています。せっかく低糖質な肉を食べていても、タレまみれではそのよささが相殺されてしまいます。甘辛いタレではなく、ミネラルが摂れる塩味を選びましょう。塩には糖質の代謝やタンパク質の合成を助ける酵素の活性に欠かせないミネラルが、多く含まれています。つまり塩焼き鳥1本で、タンパク質とミネラルが同時摂取できることになります。しかし、店によってはミネラルを含まない塩化ナトリウムだけの塩を使用していることも多いです。こういった塩はむしろ体には良くないので、控えめで注文しましょう。

最後に「極悪の食」についても触れておきましょう。

「今夜は軽く、コンビニのから揚げで家飲みしよう」。本人は「ささやかなつまみ」と考えているかもしれません。**しかし、コンビニのから揚げは〝極悪〟食材で、その悪影響はちっとも〝ささやか〟ではなく、全身にまで及びます。**

Q 16

どうしても〆のラーメンが食べたい時は？

具全部のせならOK

トクホの茶を飲めばOK

A 具全部のせならOK

中年男性であれば、行きつけのラーメン屋が数軒あるでしょう。「飲みの〆に立ち寄ることを無上の喜びとしている」という人も珍しくはありません。しかし、麺の主原料である小麦は、糖質過多食材の一つ。血糖値をぐんぐんと上昇させ、肥満ホルモンであるインスリンをバンバン出してしまいます。

このインスリンが出ている時に、ラーメンに多く含まれる脂質が血中にあると、**糖質×脂質で体脂肪をどんどん蓄えることになってしまいます。**また、具の少ないノーマルラーメンだと、麺で糖質、スープで脂質を摂っているにすぎず、タンパク質が全く足りないという状況に陥ります。これでは、太るために食べるようなものです。

また、麺とスープを味わうだけの食事になってしまうと、必然的に食べるスピードはアップ。麺をすすってかき込むだけの食事で、ゆっくり噛むなんていう行動は至難だとも言えるでしょう。

とはいえ、そんな情報を知ってはいても、ラーメン屋通いをなかなかやめられない男性は多いはず。飲んだ後のメに「ラーメンに行こう」と言われたら、お付き合いせざるを得ない。そんな側面もあるでしょう。また、たとえお付き合いを抜きにしても、通い慣れたラーメン屋の吸引力にあらがえない人もいることでしょう。

そのような場合の次善策をここではお伝えしておきます。ラーメン屋を訪れたら、メニューをよく見て、トッピングを**「全部盛り（全部のせ）」**してください。

・卵
・チャーシュー
・ネギ
・ホウレンソウ
・ワカメ
・ノリ

ほんの微々たる量かもしれませんが、これらを加えることでタンパク質、ビタミン、ミネラル、食物繊維などを補えることになります。

もちろん食べる時はトッピングから食べるようにしてください。すると、多少はお腹が満たされるため、麺をかきこんで早食いすることは避けられます。また、どんなに「スープ好き」の方であっても、一気飲みは控えておこうという気分になるはずです。

もちろんスープはあっさりしょうゆか塩味で。間違ってもこってり豚骨などを選んでしまわないようにするのがポイントです。みそ味は内容によりますが、こってり系だと、やはり脂質が多めとなりますので注意が必要です。

この方法を実践すれば、麺については、さほど食べずに満足感を得ることができます。必ずしも「麺を完食したい」というわけではなく、「この雰囲気を味わいたかったのだな」と気付けるかもしれません。もちろん、最初に**「麺少なめ」**とオーダーしておくことができれば理想的です。

価格について言えば、普通のラーメンの1・5倍はかかることになります。しかし、それで健康を手に入れたのだと解釈しましょう。

このように、ラーメン屋に限ったことではありませんが、外食でも家での食事でも

「タンパク質を摂る」ということを最優先して考えると、「極悪の食」から脱却できることが多いものです。タンパク質がなぜ重要かについて考えてみましょう。

タンパク質は、カロリーを持っている三大栄養素の中でも、炭水化物や脂質に比べて圧倒的に体脂肪になりにくいという特徴があります。体の構成材料になる優先順位が高いので、体脂肪になる割合が低いのです。

また食事の際に消費するエネルギー「食事誘発性熱産生」が炭水化物や脂質の約3倍あります。

ダイエットの味方とも言えるタンパク質ですが、「積極的に食事から摂らないと、多くの量を摂れない」という特徴も持ち合わせています。

炭水化物や脂質は、意識せず食べているうちに必要量を簡単に超えてしまうのですが、タンパク質はそうではないのです。

「高タンパク食材をトッピングする」という手法は、ラーメン屋に限らず可能な限りさまざまな局面で応用してください。

Q 17

食事中の水は？

↓ ↓

新陳代謝を促すため、たくさん飲むべき

1、2杯に留めるべき

A 1、2杯に留めるべき

「早食い」は明らかに太る原因の一つです。とはいえ、スケジュールに追われる中高年男性の多くは、つい早食いに陥りがち。ここでは「なぜ早食いが太るのか」、そのメカニズムについてお話しします。

早食いの一番の弊害は「噛む回数が減る」ということです。

早食いの男性を見ていると、食べ物を箸でつまんで口に入れた途端、手を休ませることなく次に食べ物を口に入れるための準備をしています。そうして、食べ物が次々と口の中に入っていくことになり、食べ物を噛み切らないうちに、ごくんと飲み下してしまうことになります。

ひどいケースの場合、口の中のものを「水分で流し込む」ことさえあります。このように噛む回数が少なくなると、途端に太りやすくなります。その原因は二つあります。

一つ目は「満腹中枢が刺激されにくくなり、食べ過ぎてしまう」から。

人は、食べ物を噛むことで脳の咀嚼中枢が刺激され、ヒスタミンという物質が放出されます。ヒスタミンには食欲を抑えたり、内臓脂肪の燃焼を促す効果があります。ヒスタミンが増えることで、私たちは「お腹いっぱい」と感じることができます。

反対に、食べ物を噛む回数が少ない場合は、ヒスタミンがなかなか増えてくれず、おかげでどんどん食べ続け、おのずと食べ過ぎてしまうことになる……。そんな悪循環に陥ってしまうのです。

二つ目は「唾液がなかなか分泌されず、〝ヤセエキス〟が分泌されにくくなる」という原因です。唾液の中には〝ヤセエキス〟、つまりIGF‐1(インスリン様成長因子)という成分が含まれています。このIGF‐1は、インスリンと同じように「血糖値の上昇を抑える」という作用を持っています。体脂肪を燃焼させたり筋肉アップを助けてくれる成長ホルモンの分泌を、促す働きもあります。

しかし、食べ物を噛む回数が少ない場合、このIGF‐1の分泌が増えず血糖値は上昇し、ヤセる方向にはなかなか向かわないことになります。

理想を言えば、食べ物は液状化するまで噛むことが理想的。とはいえ、それが可能なのはごはんやパンくらいしかないでしょう。肉を液状化するまで噛むのは至難の業です。

噛む回数を増やす方法としては「一口食べたら箸を置くこと」をお勧めします。目安としては1食に30分かけることができればよいでしょう。

また、「水の入ったグラスを遠ざけること」も有効です。水を飲むことで、無意識のうちに「噛むことが省略できる」と思っている人は多いはずです。

1回水を飲むことで、最低10回は噛む機会が失われていると考えてみてください。たった10回と思われるかもしれませんが、それが積もり積もればかなりの回数になります。

それは脳を刺激する機会をみすみす捨てているのと同じことなのです。

また食事中の水の多飲には、健康上のデメリットが多くあります。胃液を薄めてしまうことで消化活動に悪影響を及ぼし、胃のキャパシティー（容量）を拡張してしまうことで過食を招きかねません。

男性がよく行く飲食店には、たいていおかわり自由の水のポットがテーブルごとに置いてあったりします。それは一見よいサービスのように思えますが、お客さんの「早食い」という悪癖を招き、助長しているだけなのです。

さらに言うと**噛まずに食べられる食品を選ばないこと**も大事です。

あまり噛まなくてもツルンと飲み込めてしまう食品は、あなたから「噛む」という貴重な機会を奪います。そういった意味でもメニュー選びは非常に大事です。

ここで一つクイズを出してみましょう。

昼食のメニューを選ぶ際、ハンバーグかステーキか、「ヤセる」ためにはどちらがベストな選択でしょうか。

答えはステーキ。理由は「ステーキの方が咀嚼の回数が多くなるから」です。

大抵のハンバーグは、ふんわりとした食感で、ステーキに比べればはるかに少ない咀嚼回数で飲み下すことができます。それでは、唾液がなかなか分泌されません。

また、ハンバーグの材料のひき肉は、どこの部位の肉が使われているのか、表示されていない限りはわかりません。食品添加物の懸念もゼロではありません。

一方、ステーキは調理法も素材もシンプルで、肉の部位もわかるため「何を食べているか」自覚もしやすいのです。

そういった意味でも、ハンバーグではなく、迷わずステーキを選んでください。

Q 18

夜遅めの食事、食べてもいいのは？

焼き肉

餃子、チャーハンセット

A 焼き肉

「夜遅くに食事をすると、太りやすい」

「布団に入る3時間前には、夕飯を終えるべき」

こんな〝俗説〟を、あなたはまだ信じてはいませんか。もちろんこれらの説には、一面の真理もあります。

その根拠には、脂肪細胞が深く関係しています。

脂肪細胞とはその名の通り、脂肪の合成や分解、蓄積を行う細胞のこと。**「脂肪細胞内の脂肪蓄積量が増えると肥満になる」**という事実が、わかっています。

一般的に、脂肪細胞に中性脂肪を蓄えやすくなるのは22時から。ピークを迎えるのは、午前2〜4時頃とされています。つまり、その時間帯に血中に食事から摂り込んだ中性脂肪があると、体脂肪として蓄えられやすくなってしまう……。

これが、先ほどの〝俗説〟の根拠です。

たしかに22時までに食べ物の消化吸収を終わらせているのは理想的です。しかし働き盛りの中年男性、残業や接待の多いビジネスパーソンにとっては、なかなか厳しい話ではないでしょうか。踏み込んで専門的な話をすると、肥満の要因である糖質さえ摂り過ぎていなければ、夜遅くの食事を気にし過ぎることはありません。

例えば、夜に接待で焼き肉に行くことになったとしましょう。その際に赤身肉をお腹いっぱい食べたとしても、ライスなどの糖質を大量に摂っていなければ、そのまま寝てしまっても大丈夫です。

なぜ赤身肉がよいのかというと、L-カルニチンというアミノ酸が豊富に含まれているからです。このL-カルニチンは脂肪の分解を助け、エネルギーにしてくれます。

「肉→脂質が多い→太る」

こんな短絡的な思考からは早く抜け出して、**「肉の成分によって脂肪がつきにくくなる」**という側面についても知ってください。

とはいえ、糖質と同時に食べることは危険です。焼き肉屋なら、口直しにライスではなくサンチュやチョレギサラダなどを選ぶようにしましょう。

それよりも注意してほしいのは、〝**栄養不足**〟なのに、夜遅くの食事を気にして何も食べずに眠ってしまうというミスです。

栄養不足は、代謝機能の衰えを招きます。そんな状態にある人が、さらに栄養を摂ることを怠ると、代謝は一向に上がらずますますヤセにくくなります。ヤセたいと願う人ほど、適切なものを食べて、代謝を上げるべきなのです。

もちろん、夜遅くに食事をせざるを得ない場合、メニュー選びは慎重に行ってください。「低カロリーだから」と、春雨のヌードルなどで満腹感を得るのはお勧めできません。肝心の栄養が、十分には摂れないからです。

代謝アップに必要なものや太りづらい食品を吟味して食べれば、その時間が昼だろうと、深夜だろうと、太らないのです。**大切なことは「食事する時間帯」ではなく「食事の質」**なのです。

具体的には「高タンパク質・低糖質」のものを選ぶことが大原則です。肉や魚を焼いて食べればよいのです。もちろんお米や麺、パンなど、糖質系のメニューは絶対にNGです。コンビニでも入手できるお勧めの夜食メニューは次の通りです。

・サラダチキン
・サバ缶
・ゆで卵
・納豆

これらの食品は日頃からストックしておいてもよいでしょう。私も夜中に納豆を食べることがあります。糖質が多い食品さえ選ばなければ、血糖値が急上昇することはありません。食べ方と、食材の組み合わせについての知識があれば、夜遅い食事であっても太りにくい体へと改善していくことができます。

夜10時過ぎに中華料理店の前を通りかかると、「餃子とチャーハンのセット」「ラーメンと半チャーハンのセット」などを食べている男性をよく見かけます。そういう人はおしなべてお腹がポッコリ出ていて太り気味です。食べ方と体形は深く関係しています。

夜遅くに食事をすることを咎《とが》めるわけではありません。せめてメニューの選び方を変えるだけで「極悪の食」から抜け出せるという事実を知ってください。

Q 19

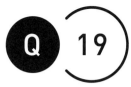

小腹が減ったとき、コンビニで寄るべきコーナーは?

↓ ↓

総菜コーナー

おでんコーナー

A 総菜コーナー

コンビニ食を常食にしている男性がいます。「おいしそう」「食べたい！」……そんな感情に任せて好きなものを買う男性は決して珍しくありません。

しかし、目に入ったおいしそうなものを手当たり次第にレジに運んでいては、いつまでたっても体重は管理できません。タンパク質、脂質、炭水化物といった栄養成分の表示は、必ず確認してから購入するようにしましょう。

誤解しないでいただきたいのですが、「コンビニ＝悪」というわけでは決してありません。コンビニは、使い方次第で体重管理の敵にも味方にもなってくれます。うまく利用すれば良質なタンパク質を手軽に補給できます。ここでは近寄ってはいけない**「ファットゾーン」**と、「積極的に利用したいゾーン」についてお話ししましょう。

「ファットゾーン」の筆頭は、「パンコーナー」です。パンの原材料は小麦と植物性油脂、しかも砂糖が多用されていることも少なくありません。総菜パンといえども加工肉や揚げ物、マヨネーズなどで味付けされているため、必要な栄養素が摂取しづらくなっています。つまり、パンとは嗜好品、ほぼ「お菓子」と考えてください。

次に「カップ麺」や「お菓子」などが並ぶ「パッケージ食品」のコーナーも、立ち入り禁止です。これらを常食しながら体重管理などはできません。買い置きの必要もありません。

また、「お弁当コーナー」からも遠ざかりましょう。栄養バランスがどうしても偏ってしまいがちだからです。ボリューム重視のフライ系の弁当や、丼もの、パスタなどは炭水化物の量が異常に多い。お腹は満たされるかもしれませんが、カロリー、炭水化物、脂質、タンパク質の割合をよく確認しましょう。

表パッケージに「バランス弁当」などの名前がついていても、惑わされることなく、原材料と栄養成分から判断してください。

レジ前の揚げ物も要注意です。何度も使い回され酸化した油で揚げた上に、さらに長時間保温して酸化しています。揚げ物を全面的に禁じているわけではありません。できればコンビニの揚げ物は避け、肉屋や専門店といった、よい油で揚げたものを楽しむことをお勧めします。

冬場の風物詩・おでんについては、練り物を避けた方が無難です。卵、大根、こんにゃく、豆腐、昆布巻き、牛筋肉などの素材がわかるものはベターですが、ちくわやはんぺんなどの加工練り物は控えてください。

「利用してもよいゾーン」について考えてみましょう。

まず挙げられるのは「総菜ゾーン」です。例えばバナナなど手軽に食べられる果物、生野菜、納豆、ゆで卵、パウチされた魚やサラダチキン……原形がわかる食べ物があるコーナーです。

近年、コンビニ独自の総菜も多く展開されています。コンビニ弁当をドカンと買うよりは、総菜を1品1品選んで買う方がお勧めです。

もちろんコンビニ食品については、食材の原産地や添加物などの心配はゼロではありません。しかしよく見ると良質の素材や、シンプルな工程で作られている製品もあります。ある程度の妥協は覚悟して神経質になり過ぎない方がよいでしょう。

この「総菜ゾーン」は、コンビニの中で最もまともなタンパク質が入った食品が売られています。ここでまずタンパク質を確保してください。

他にはお酒の「おつまみコーナー」も便利です。塩分の入っていない無塩のナッツ類は、間食には最高です。また高タンパクのスルメは「口さみしい」という人にはもってこいでしょう。

また、「缶詰のコーナー」もよく見れば利用できるものがあります。味付けが濃過ぎるものも多いですが、ある程度は妥協をするか、無難なものを選ぶようにしましょう。

飲み物について言うと、コンビニの中で買ってもよいのは「ドリンクコーナー」の水、お茶、ブラックコーヒーくらいです。甘い清涼飲料水やジュース類は全般的に避けてください。缶コーヒーやカフェラテにも糖質が多く含まれています。つまり、味がある飲み物は全て遠ざけましょう。

「時間がない」「忙しい」からと言って何の気なしに「ファットゾーン」に立ち寄り、高カロリーなものを無意識のうちに買い込んでしまう。そのような行動を少しずつ変えて、意識的に食品を選べるようになれば理想的です。

第3章 ヤセない人がついついやっている悪癖

Q 20

「1日1食」ダイエットは？

↓ ↓

みるみるヤセていく

代謝が落ちて、むしろ太る

A 代謝が落ちて、むしろ太る

ヤセない人は、さまざまな「免罪符」を用意しています。事実を自己流に歪曲《わいきょく》したり、勝手なこじつけをして「○○だから大丈夫」と自分に言い聞かせる。その結果、ますます太っていく。そんな悪循環をよく目の当たりにします。例えば次のような理屈です。

「運動をしたから、その後はお酒や美食を楽しんでも大丈夫」

「野菜ファーストで食べているから、高脂質な食事が続いてもＯＫ」

「野菜ジュースを毎日飲んでいるから、極悪の食でもヤセるはず」

枚挙にいとまがないので、ここらへんで止めておきましょう。とにかく、右のような言い訳を自分に都合よくでっち上げ、マイルールにしてかたくなに守り、「ヤセない」と悩んでいる人が多いものです。ご本人にしてみれば、マイルールをできるだけ遵守《じゅんしゅ》して「体によいことをしているつもり」なのですから、皮肉なものです。

ヤセようとした時は生半可な知識がかえって仇《あだ》になることもあるのです。

本章では、このような「よかれと思って実践している自己流ダイエット常識」にメスを入れていきます。どの項目から読んでも「あるある！」「自分も実はそうだと勘違いしていた」と、きっと共感いただけるかと思います。

では最初は、わかりやすいところからお話ししていきましょう。まず**「食べなければ食べないほど、ヤセる」という大きな勘違い**についてです。

近年「1日1食」などと食事回数を厳しく制限する食べ方がメディアで取り上げられ、話題を呼んでいます。「1日1食」となると、日中は水分しか摂らない、ほぼ断食の状態になります。

その代わり「夕食は何の制限もなしに食べる」という食事法です。体重が減るばかりではなく、体の動きが軽やかになったり、味覚が研ぎ澄まされたり、思考がクリアになったり……副次的な効果も多いと、一部で人気です。

実践者には、「そもそも現代人は食べ過ぎだから、食事量を減らすべきなのだ」という考えもあるようです。その思想が、栄養学的に正しいかどうかはわかりません。どんなに栄養が足りていなくても、心身がその状態に適応していて健康を保てているのなら、他人がとやかく言うことではないのかもしれません。

世界に目を転じても、長年ベジタリアンを貫いている方や、「フルーツしか食べない」という主義の方も存在するようです。しかしこのような例は極めて特殊です。いくら「ヤセたい」からといって、一般の人がそのような食生活を急に真似するのはハードルが高過ぎます。栄養失調、各種の病気、激しいリバウンドなどのリスクが想定されます。

世の中には実際に、「1日青汁1杯だけ」で日々過ごされている方がいらっしゃいます。「1日に青汁1杯しか食事をしない人がいる」と聞いた時、あなたはどんなイメージを持ちますか。おそらく「ガリガリなんだろう」と想像されるのではないでしょうか。

しかしそういった方の一部は、どう見てもヤセているというより、ぽっちゃり気味なのです。

もちろん青汁1杯という食習慣を徹底しているのは、思想からくるもので、「ヤセたい」という動機からではないのでしょう。しかし、私たちはこの例から、多くのことを学べるはずです。

「1日青汁1杯だけ」でなぜ太るのか、考えてみましょう。

食べないでいることで、人はその少ないエネルギーの中で過ごすため、省エネな体になっていきます。体はエネルギーの消費より合成を最優先にしますから、食べないことで太りやすくなってしまうのです。だから、「太りたくない」「ヤセたい」と思ったら、きちんと栄養を摂ることを主眼にして、食べるべきなのです。

しかし年齢を重ねると、若い頃のように食べることができなくなってくるのです。「食べる」ということは、咀嚼だけではありません。消化吸収までが含まれますが、加齢に伴い、消化器も疲れて機能が衰えがちになり、適正に動かすことが困難になってくることがあります。すると「食べるのがしんどい」と感じるようになります。

その結果、食事量が減っているにもかかわらず、太り出すというわけです。この現象は、一見矛盾に満ちていますが、こう考えることで納得できるのではないでしょうか。「食べることで、体に〝仕事〟をさせることは大事だ」と。

消化器を甘やかしてはなりません。「高齢になっても、肉を食べられる人は最後まで元気」とよく言われますが、その通りなのです。体によいものをしっかりと食べてください。

「食べなければ食べないほど、ヤセる」というのは、幻想です。

Q 21

摂っても摂っても太らないのは？

↓

タンパク質

↓

ジュースなど
水分はＯＫ

A タンパク質

前の項目では「食べなければ食べないほど、ヤセる」という誤解について指摘しました。とはいえ、その逆である「食べれば食べるほど、ヤセる」という原則が、必ずしも成り立つわけではありません。

タンパク質に限れば、言えなくもありませんが、糖質について言えば、食べれば食べるほど、確実に太ります。そして残念なことに、ほとんどの人が糖質を摂り過ぎているというのが現代日本の実情です。

なぜ、そうなってしまうのか。その一因として、私たちを取り巻いている飲食店が、「糖質を過剰に提供している」からということが挙げられます。

その反面、「タンパク質を過剰に提供している」飲食店はありません。提供されているのは、決まって糖質ばかり。そこにはもちろん「原価が安いから」というカラクリが潜んでいます。

糖質の過剰供給について考えてみましょう。その急先鋒は、なんと言っても「ドリンクバー」でしょう。ファミレスなどでお馴染みのサービスですね。時間も量も回数も無制限で「好きなものを飲める」というシステムです。フルーツや野菜のジュース類、ココア、さらには炭酸飲料まで、バラエティー豊かな「飲む糖質」が展開されています。「糖質を摂り過ぎてはいけない」という認識が薄い人の場合、「全種類制覇したい」という思いに駆られることもあるようです。いくら飲んでも価格が同じなのですから、そんな安易な発想になるのも無理はないのかもしれません。

しかし私は**「ドリンクバーこそ地獄」**と感じてしまいます。「欲望にまかせて糖類を思う存分摂ってください」というのは、健康志向とはかけ離れています。

少し高価になってもよいので「豆からひいたおいしいブラックコーヒー1杯」をいただくほうが、幸せな気分になれるのではないでしょうか。

飲み物だけではありません。大事な主食であるごはんや麺類についても「大盛り無料」「おかわり自由」などという〝闇〟が存在しています。このような表示を目にした途端、まるで条件反射のように、オーダーしてしまう男性は珍しくありません。

少しでもヤセたいと願うなら、「○○無料」「△△おかわり自由」といったお得なサービスに飛びつく性癖から、脱却することが大切です。

もし、そうしたサービスを「平日は毎日利用している」という人がいたら、その悪習を1週間やめるだけでも、体重はみるみる落ちるはずです。そんな「極悪の食」を習慣化している人に、厳しい糖質制限なんて必要ありません。それ以前に、まずはごはんを普通盛りにするだけでも大きな進歩と言えるでしょう。急には難しいと感じるなら、山盛りにする回数を「平日5回」から「平日3回」に減らすだけでもよいのです。

少しヤセ始めたら「もっと減らそう」という積極的な気持ちも湧いてくるはず。

また、「ヤセたい」と思ったら、逆説的なようですが、「おいしさ」にこだわってみてください。「上質なものを少しだけ」という原則で食べるものを選べば、糖質などの過剰摂取は防ぎやすくなります。「高糖質メニューは、お腹がいっぱいになって気持ちがいい！」という、原始的な欲望の満たし方から、早く卒業しましょう。

もちろんお財布との兼ね合いは大切です。私だって「グルメを目指せ」と説きたいわけではありません。最低限「飲み放題」「食べ放題」とは縁を切ることを目指しませんか。

Q 22

野菜ジュースは ヘルシー?

↓ ↓

食前に飲めば
効果的

ほぼ効果なし。
気休めでしかない

A ほぼ効果なし。気休めでしかない

あなたはもしかして、市販の野菜ジュースにダイエット効果を期待してはいませんか。そんな淡い期待はすぐに捨ててください。野菜ジュースを口にする以前に、あなたが着手すべき食事改善は山ほどあります。

そもそも野菜ジュースの中身についてよく考えたことはありますか。

たいていの野菜ジュースは、口当たりがよく、ほんのり甘みを感じます。それは、消費者の皆さんが飲みやすいように、糖質やフルーツが混ぜられているからです。

食品表示を見てみると、意外と糖質が多いことがよくわかります。大手飲料メーカーのA社のホームページには、自社の野菜ジュースと他の主食との糖質量の比較が記されています。

■ごはん（茶碗1杯150グラムあたり）……糖質53・7グラム
■うどん（1人前250グラムあたり）……糖質52・0グラム

■野菜ジュース（1本200ミリリットルあたり）……糖質13・7グラム

ざっくりと計算すると、野菜ジュースの糖質量は、ごはん一膳の4分の1ということになります。これを「ごはん1杯分の4分の1だから少ない。ラッキー！」と感じるのか、「意外と多い……」と判断するのかは、あなた次第です。もし真面目に「ヤセたい」と考えている場合、「糖質13・7グラムとは、プリン約1個分に近いな」とシビアに捉えるのが賢明かもしれません。

また大手飲料メーカーのB社のホームページにも、自社の野菜ジュースの成分表示が記されています。

次ページに挙げる成分表示から、あなたは何を感じるでしょうか。数値を見て「多くの栄養が入っているじゃないか」と嬉しくなる方がいるかもしれません。しかし、物事はそう単純ではありません。

たしかに、パッケージには、「1日分の野菜350グラム分使用」とうたわれています。しかし「1日分の野菜350グラム分使用＝1日分に必要な栄養が摂れる」というわけでは全くありません。

ここでは、ジュースに含まれる栄養の含有量の後ろに、厚生労働省の目安（30～49歳男性）を付記します。「野菜ジュースから摂りたい」と狙っているのは、肥満の原因である糖質ではなく、ビタミンやミネラルの仲間（カルシウム、マグネシウム、カリウム、鉄、亜鉛）であるはずです。それらを中心に数字を眺めてみてください。

■野菜ジュース（1本200ミリリットルあたり）

・糖質……14・8グラム
・食物繊維……2・0～4・2グラム（目標量20グラム以上）
・カルシウム……135ミリグラム（推奨量650ミリグラム）
・鉄……0・2～1・0ミリグラム（推奨量7・5ミリグラム）
・マグネシウム……51ミリグラム（推奨量370ミリグラム）
・カリウム……770ミリグラム（目安量2500ミリグラム）
・亜鉛……0・1～0・6ミリグラム（推奨量10ミリグラム）
・ビタミンA……420～1790マイクログラム（推奨量900マイクログラム）
・ビタミンE……1・0～3・3ミリグラム（目安量6・5ミリグラム）

・葉酸……4～83マイクログラム（推奨量240マイクログラム）
・ビタミンC ……60～134ミリグラム（推奨量100ミリグラム）
・ビタミンK ……10μg（目安量150マイクログラム）
・ショ糖…… 3・7～12・1グラム
・リコピン……11ミリグラム
・食塩相当量……0～0・6グラム

実は1日に必要な量の「3分の1」も含まれていればよい方で、中には「15分の1」程度の摂取しか期待できないものもあります。数字を検証すれば、野菜ジュースにすべての「栄養」を期待するのは勘違いも甚だしいということがご理解いただけるでしょう。

何らかの事情で食事以外から栄養素を補給しなければいけない時は、野菜ジュースではなくサプリメントを活用するほうが賢明です。

なお、カッコ内の数値は「日本人の食事摂取基準」（2015年版・厚生労働省）からのものです。同基準によると、目安は栄養素によって「目標量」「推奨量」「目安量」などと異なります。また、それらが定められていない栄養素もあります。

Q 23

生野菜サラダはヤセる？

ドレッシングをかけて毎日食べるべき

ドレッシングなしなら、可能性あり

A ドレッシングなしなら、可能性あり

「野菜信仰のウソ」について、もう一度説明します。多くの人を見ていて感じるのは「野菜なら何でもヘルシー」という、強烈な思い込みです。

生野菜サラダや青汁、「1日分の野菜が摂れる○○」とうたった健康食品や飲食店のメニュー、果ては健康意識の高い女性に大人気のスムージーまで……。我が国の「野菜信仰」は根強いものです。

また「野菜＝健康」どころか「野菜＝ヤセる！」という期待を抱いている人も多いですが、野菜を摂れば健康になるわけでも、ヤセるわけでもありません。

厚生労働省は、野菜について次のようなスローガンを提唱しています。

「1日に350グラム以上の野菜を食べましょう」

これは、高血圧や高脂血症、糖尿病や肥満などを予防するため、ビタミンやミネラル、食物繊維などを摂る重要性を訴えるものです。たしかに野菜を多く摂ることに、害はあ

りません。しかし特記できるようなメリットはないのです。厳密に言うと「摂らないよりは、摂った方がよい」というレベルです。

なぜなら、野菜の成分のほとんどが水分と食物繊維であるため、食べ物として1日350グラムの野菜を摂ったとしても、さして栄養の補給にならないからです。さらにショッキングなことに、サラダに多い葉物野菜は、豊富な食物繊維のほとんどが不溶性のため、摂り過ぎると便秘を引き起こすことさえあります。

もう一つ、サラダには大きな弊害が潜みます。「ドレッシングがないとサラダなんて食べられない」という人が多いのですが、このドレッシングこそ肥満の元凶なのです。**「市販の一般的なドレッシングは高カロリーで高糖質のものが多く、太りやすい」**という事実を、今までに見聞きしたことはありませんか。

日本食品標準成分表（2015年版・文部科学省）を見ると、次のような値が紹介されています。表示は100グラムあたりの「炭水化物」の量になっています。1回に使用する分量15グラム（大さじ約1杯）に換算し、多い順に並べ変えてみましょう。

・ごまドレッシング……3・2グラム

・和風ドレッシングタイプ調味料……2・4グラム
・サウザンアイランドドレッシング……1・4グラム
・フレンチドレッシング……0・9グラム
・和風ドレッシング……0・8グラム
・マヨネーズ（全卵型）……0・7グラム
・マヨネーズタイプ調味料（低カロリータイプ）……0・5グラム
・マヨネーズ（卵黄型）……0・3グラム

もちろん、右に挙げた量は1回に使用する標準的な量です。「ドレッシングが好きだから」とたっぷりかければ、知らず知らずのうちに2倍の量を摂っていることになるので要注意です。またこれらのドレッシングには共通して、植物油が利用されています。専門的に言うと、「オメガ6」を多く含む油です。この油は体内に炎症を引き起こしたり、体脂肪の燃焼を阻害することで知られています。積極的に摂らない方が理想的です。

健康的なイメージのある「ノンオイルタイプ」のドレッシングについても見てみまし

ょう。市販のC社の「青じそドレッシング」を調べたところ、炭水化物量は3・2グラム（同じく15グラムあたり）でした。これは**ノンオイルをうたっていながらも、糖質量が多い**と解釈できます。つまり「ノンオイルのドレッシングだから太らない」ということにはなりません。また「ノンオイル＝油を使わない」代わりに、果糖ブドウ糖液糖が使用されていました。

　果糖ブドウ糖の正式名称は「高フルクトース・コーンシロップ」（異性化液糖）。その名の通り「トウモロコシから作った高果糖の液」です。安価に作れるので、多くの加工品に含まれていますが、「満腹感を得にくく空腹感が満たされないので、食べ物をより欲する」など、依存性を指摘されています。つまり最も避けるべき糖質の仲間なのです。

　生野菜サラダにドレッシングをかけるくらいなら、むしろ食べない方がよいくらいです。粗悪な油で作られた市販のドレッシングをかけた途端に、生野菜サラダが「揚げ物」と同じくらいの「極悪の食」へと変貌《へんぼう》します。

　ヤセたり健康になりたいなら、ドレッシングに頼って生野菜を摂るより、海藻類やキノコ類、豆類やゴマ類を食べるべきです。

Q 24

ヤセる食べグセは?

↓

ベジタブル・ファースト(野菜から食べる)

↓

プロテイン・ファースト(タンパク質から食べる)

A プロテイン・ファースト（タンパク質から食べる）

近年「野菜から食べるのが正しい」という「ベジタブル・ファースト説」が流行しています。これは、いわゆる「三角食べ」をしないという食べ方です。ヤセたい一心でこの食べ方を実践している人は、その食べ方が正解かどうか考えてみませんか。

また「野菜から食べるようにしているから、主食に高カロリーなものを食べても大丈夫」と、「極悪の食」を正当化している人もいます。しかし、本書では、「ベジタブル・ファースト」ではなく「プロテイン・ファースト」をお勧めします。まずは「ベジタブル・ファースト」とはどのような食べ方か、確認しておきましょう。

■ベジタブル・ファーストの食べ順

①食物繊維（生野菜→発酵食品→温野菜）
②タンパク質（植物性→動物性）
③炭水化物（糖質）

右の順で食べると、たしかに血糖値の急上昇や、炭水化物の摂り過ぎを防ぐことができますが、私は「プロテイン（タンパク質）・ファースト」を推します。タンパク質は、吸収に時間がかかるからです。

また、食物繊維を先に食べることでお腹が膨らみ過ぎてしまう恐れがあります。「お腹が膨らんだ」「満腹だ」と感じること、それは脳の「満腹中枢」に「もう食べなくてもよい」というサインが送られたということになります。

一見、食欲が抑制されるのは良いことのように感じます。しかし、お腹を低カロリーなもので満たして、全体の摂取カロリーを減らすという考えはあまりに安直です。

なぜなら、体が欲しているのは必要な栄養素であり、胃袋を膨らませることではないからです。

キャベツやレタスなどの栄養価が低いにもかかわらずカサがあるもので胃袋を満たすと、むしろ胃のキャパシティー（食物を受け入れる能力）が広がり、常にお腹いっぱい食べないと満足できなくなってしまいます。

ダイエットで必要なのは、栄養の濃い食べ物を適量食べることであり、低栄養なものを、お腹いっぱい食べることではありません。これはジャンクフードでお腹を満たしているのとさして変わりがありません。大食いの人は食べるスピードも早いですから、やはりベジタブル・ファーストにそこまで拘る必要はないのです。

反対に、少食気味の人にとってもベジタブル・ファーストな食べ方は害悪となります。食物繊維で胃が満たされたことで、早々にお腹いっぱいになってしまい、重要な栄養素であるタンパク質を十分に食べられなくなる恐れがあるからです。

栄養価が低い野菜などでお腹を満たすと、栄養価が高いタンパク質摂取にまでたどりつけないのです。これからは食べる順を「プロテイン・ファースト」にシフトしていきましょう。食物繊維や糖質を摂る優先順位を下げることです。

ここで例題を考えてみましょう。外食で、生姜焼き定食を食べる時を想定してください。ベジタブル・ファーストな食べ方の場合は次の順になるはずです。

【生姜焼き定食をベジタブル・ファーストで食べる場合】

①付け合わせのキャベツの千切り

②生姜焼き
③ごはん

右の場合、ある問題に突き当たります。キャベツに何も付けずに大量に食べるのは苦しいはず。必然的に、ドレッシングやソースをかけることになります。すると、カロリーも糖質も過剰摂取しやすくなります。しかしプロテイン・ファーストで食べると、濃い味付けの生姜焼きの口直しとして、キャベツに何もつけずに食べられるのです。

【生姜焼き定食をプロテイン・ファーストで食べる場合】

①生姜焼き
②付け合わせのキャベツの千切り
③ごはん

もちろんこの場合でも、物足りなければキャベツに何かをかけてもかまいません。しかし、その量はうんと少なくて済むでしょう。

Q 25

太りにくい「食事の大原則」とは？

↓ ↓

糖質を制限する

糖質と脂質を、同時にガッツリ摂らない

A 糖質と脂質を、同時にガッツリ摂らない

近年、糖質制限食が大変な人気です。「標準体重より15～20キロオーバー」というレベルの人が「食事改善だけで数キロヤセたい」と思った時などには非常に効果的な食事法です。

しかし糖質制限食の場合、摂ってよい食材が限られます。例えばイモ類やカボチャなども摂ってはいけないことになってしまいます。糖尿病の治療であればともかく、健康な人がこれらの食材を遠ざけることには、疑問が残ります。またそれらを断つことにはストレスがつきまとうことでしょう。ストレスが溜まると将来的に、激しいリバウンドを招くことにもなりかねません。

「少し体脂肪を減らして、健康リスクを減らしておきたい」というレベルであれば、三食全てで糖質を制限する必要はありません。病気の方でもない限り「何が何でも糖質制限」と思い込まないようにしてください。

また糖質制限を生半可な知識で行った場合、栄養不足を招くことがあります。

例えば、今まで「極悪の食」を楽しみ続けてきて、糖質過多気味の人がいたとします。その人が昼食を選ぶ際に、コロッケ定食が好きだけど、糖質制限をしたいから「コロッケ（糖質＋油）」はそのままで、白米（糖質）を抜く」としましょう。たしかにそれは「糖質制限」です。摂取カロリーも著しく減ったと言えます。けれども「炭水化物と油しか摂っていない」という危険な状態であることは変わりません。

タンパク質がまともに摂れていない、という事実に気付かなければ、栄養不足は進行します。栄養不足が進むと体を維持するさまざまな機能が低下し、筋肉量が減って免疫機能も低下し、血管や臓器がもろくなります。しかしご本人は「糖質制限をしているから、前よりも健康なはず」と思い込んでいるため、栄養不足に気付かないのです……。

太らないための食事の大原則は**「糖質と脂質を、同時にガッツリ摂らないこと」**です。糖質か脂質のどちらか片方だけをしっかり摂るという場合、その食事は肥満にはつながりにくくなります（もちろん食べ過ぎは厳禁ですが）。そのメカニズムは次の通りです。

【ケース①】「糖質」も「脂質」も、両方しっかり摂る→太りやすい

糖質を摂ると、インスリンが出ます。インスリンとは、糖質を摂ったときに上がる血糖値を下げるため、すい臓から分泌されるホルモンです。インスリンが出ている状態で脂質を摂ると、その脂質は体脂肪として取り込まれやすくなるという特徴があります。そのため糖質も脂質も両方しっかり摂ると、太ってしまうのです。

【ケース②】「糖質」を制限して、「脂質」をしっかり摂る→太りにくい

糖質を制限している時は、インスリンがあまり出ません。その状態で脂質を摂っても、脂質は体脂肪としてさほど取り込まれません。またエネルギー代謝の面でも「糖質が少ないから脂質を積極的に使おう」と体が判断してくれるため、結果的に体脂肪は落ちていきます。そのため、太りにくくなります。

【ケース③】「脂質」を制限して、「糖質」をしっかり摂る→太りにくい

脂質を制限して、糖質だけを摂っている時は、インスリンが出て血糖値は上がります。しかし、余った糖質は体脂肪へ変換される効率が悪く、そこでエネルギーを使うため、結果的にはほんのわずかしか体脂肪になることができません。そのため、太りにくくなります。この理論を活用して生み出されたダイエット法が「高炭水化物ダイエット」、通称「お米ダイエット」です。

高炭水化物ダイエットといっても、平たく言えば和食中心にするということです。
和食はもともとお米を中心におかずを食べるスタイルです。食事量の半分以上を炭水化物でとり、魚や大豆、みそ汁など、低脂質なものを組み合わせます。天ぷらなどを除けば、和食は基本的に低脂質なので、和定食を食べるだけというシンプルな方法となります。

欧米食が生活習慣病の原因であるという考えは、現代の日本人の食事が、このお米中心の食事のおかずから欧米の高脂質な食べ物になったことも一因です。

ですから、元の食生活が悪すぎる人はすでに糖尿病でなければ、無理に糖質制限をしなくても、和食スタイルの食事だけでも効果が期待できるのです。

おかず選びは、揚げ物や炒め物に気をつけ、マゴワヤサシイの食材を薄い味付けで食べるよう心掛けるようにしましょう。

「早くヤセたい」「もっとヤセたい」と願うあまり、厳しい糖質制限や、極端な食事法に走るのは控えてください。あれこれ策を弄《ろう》するより「バランスよくさまざまなものを腹八分目に食べる、普通の食事法が一番」ということになりかねません。

Q 26

青汁は健康にいいのか？

野菜不足をカバーできる

エセヘルシーな商品も多いので要注意

A エセヘルシーな商品も多いので要注意

働き盛りの男性が、加工食品を食べない日はないと言っても過言ではないはず。加工食品は便利でそこそこおいしいものですが、栄養よりもおいしさを追求しています。そのために糖分や脂質、塩分、そしてうまみやコクを出すための食品添加物が過剰に使われています。

それらの存在を意識せずに食べ続けていたとしたら、味覚がおかしくなったり、正常な代謝機能がやがて失われ、肥満を招きます。加工食品を常食している人は、そのデメリットをよく知り、遠ざけていきましょう。

加工食品のデメリットとしてまず挙げられるのが、「食品添加物の害」です。加工食品は舌にのせただけで「おいしい」と消費者に感じてもらわねばなりません。グルタミン酸ナトリウムとイノシン酸などを配合した食品添加物などには、強いうまみやコクを出す効果があります。

もちろん、うまみやコクだけに限りません。変色や酸化を防ぐため、また保存性を高めるため、加工品には「保存料」が添加されています。おいしそうに見せるための「着色料」も含まれています。これらの食品添加物は、人が本来備えている正しい味覚や代謝や食欲を狂わせるだけではありません。腸内細菌の働きにダメージを与え、消化吸収の働きを担う腸内環境を荒らす恐れがあります。

気を付けたいのは「ヘルシーさ」をうたった加工食品です。その代表格が「青汁」でしょう。「青汁」の中にはエセヘルシーなものも多いのです。某社の青汁の原材料名を見たところ、まず「難消化性デキストリン」（天然のでんぷんから作られた水溶性の食物繊維）、「水飴《みずあめ》」と書かれてありました。成分表示は、量が多い順に書くのが原則なので、この表示を正しく読むと「糖質過多の甘い緑の粉」ということになります。「魚肉ソーセージ」も罪深いものです。宣伝効果の賜物《たまもの》でしょうか、今でも「魚肉ソーセージって、健康的で体にいい」と信じている人が非常に多いのですが、「魚のすり身に、化学的なうまみ成分を加えた加工食品」にすぎません。一般的な豚のソーセージとどれだけ違いがあるのか疑問です。

魚肉ソーセージを1本食べるくらいなら、魚を1匹焼いて食べる方が、はるかに健康的です。たとえ、その魚肉ソーセージに「DHA○○ミリグラム配合！」と大きくうたわれていたとしてもです。**「食品を選ぶ時は、できるだけ素材の形に近い食品を選ぶこと」**を肝に銘じてください。

また食品添加物ではないのですが、加工食品を作る過程で発生してしまう物質「トランス脂肪酸」の害も見過ごせません。トランス脂肪酸とは、コストダウンや長期保存のため、油に水素を添加して人工的に作り出した不飽和脂肪酸です。

トランス脂肪酸について、厚生労働省のサイトには次のように述べられています。

「平均的な日本人より多いトランス脂肪酸摂取量を基にした諸外国の研究結果によると、トランス脂肪酸の過剰摂取により、心筋梗塞などの冠動脈疾患が増加する可能性が高いとされています」

「トランス脂肪酸の摂取量については、日本人の大多数がWHOの勧告（目標）基準である、総エネルギー摂取量の1％を下回っており、通常の食生活では健康への影響は小さいと考えられますが、脂質に偏った食事をしている人は、脂質の過剰摂取を控えるよう留意する必要があります」

（※厚生労働省サイト「トランス脂肪酸に関するQ＆A」より）

また一部専門家はトランス脂肪酸に警鐘を鳴らし、悪玉LDLコレステロールの上昇、善玉HDLコレステロールの低下や、高血圧や糖尿病、心臓病、アレルギー疾患、がんなどの発症リスクの増加を指摘しています。どうすれば、避けられるのでしょうか。

トランス脂肪酸を最も含む食品として知られているのは、マーガリンです。ほかには市販の食パン、菓子パン、ケーキ、クッキーなどです。「ショートニング」「ファットスプレッド」にトランス脂肪酸が含まれるため、それらを利用するパン類やクッキー類などにも、トランス脂肪酸が自動的に含まれてしまうというわけです。

とはいえ、日本では「トランス脂肪酸」の表示義務はありません。自衛策としては、「パン類やクッキーなどの市販の粉ものは避ける」「すぐに食べられる揚げ物は買わない」という二つを徹底することです。

このように、明らかに有害な加工品に頼らなくするには、そのデメリットについて知ることが大切です。そうすればヒヤッとして、自然に遠ざけたくなることでしょう。

Q 27

自炊はいい？

とにかく自炊すればヤセる

間違った自炊は肥満の元

A 間違った自炊は肥満の元

なぜかヤセない人がついついやっている悪癖の一つに「間違った自炊」があります。「素材を買ってきて、自分の手で自炊することこそ最高なダイエット法」

たしかに一般的にはそのようなイメージが強いかもしれません。また、周囲の女性に「○○さんってプライベートで自炊するんですか？」と聞かれた時、「自炊なんて大嫌いだから、全くしない！」と正直に返すよりは、ちょっとは女性ウケする気の利いた答えをしたい……そんな思惑もあるのでしょうか、「パスタ」「カレー」などをレパートリーにしている男性も多いようです。

「うどんやラーメン、焼きそばなどの麺類を頻繁《ひんぱん》に作る」という中高年男性も大勢います。もちろんコンビニで買ってきたカップ麺もフル活用されています。カップ麺に「生卵を最後に落とす」「刻んだネギを入れる」などのアレンジを加える方もいます。高価格帯の「冷凍麺」にこだわる方もいます。

自炊は、日常の中での気分転換にもなるし、外食よりは食費の節約にもなるし、素晴らしいことと言えます。けれども、もしあなたが本気で「ヤセたい」と思うなら、自炊の時こそ「何を作って食べるか」を真剣にチョイスしてほしいのです。

私が右に挙げた「男性が自炊しがちなメニュー」は、糖質過多なメニューばかり。食材の選び方によっては「糖質の塊を食べているだけ」になってしまう、「極悪の食」と言えるのです。

健康的にヤセることを目的にするならば。あなたが頑張って自炊した「うどん＋少量のワカメ＋天かす」より、近所のコンビニで買ってきた「おにぎり＋ゆで卵」という献立のほうが、実はタンパク質が豊富で、「正解」です。

「自炊＝健康」という思い込みは手放してください。

ここまでお話ししても、「自炊をしたい」という方がいるかもしれません。そこで理想的なメニューを提示しておきましょう。手軽に作れるものです。

【自炊メニューの基本形（朝食・昼食向き）】

・白米（もしくは玄米）……軽く1杯（80〜100グラム）

・フライパンで焼いた少量の肉（牛・豚・鳥）……手のひら1枚分（80～100グラム）
・トマト……サイコロ切りにする。中ぐらいのものを半分程度（80グラム）
・ベビーリーフ……両手に載るくらいの量（20～30グラム）

私は時々、玄米を炊いて楽しみます。玄米食のメリットは、噛む回数が増えることで唾液の分泌が促され、ヤセる効果が期待できることです。けれども玄米はおいしく炊くことが難しい。水の分量調節にも慣れが必要ですし、そもそも炊飯器が玄米に対応しているかという問題もあります。

「玄米習慣にゼロから取り組むのはしんどい」と感じるなら、白米のままで十分です。玄米に変えたおかげで健康効果が倍増する、というわけではないのですから。それより白米を食べ過ぎず、適量で抑えるほうがよほど大事です。

肉の選び方は次を参考にしてください。

【積極的に摂りたい肉】……赤身中心の部位

・豚のヒレ肉
・鶏のささみ肉

・鶏の胸肉
・鶏のもも肉（皮はカットする）
・牛のヒレ肉

【避けた方がよい肉】……脂質が多い部位

・豚のロース肉
・豚のバラ肉

肉の味付けに、市販の「焼肉のタレ」などは推奨できません。ドレッシング同様、糖分を凝縮した液体だからです。何かかける場合は、塩コショウ、できれば質のよい岩塩などがお勧めです。ワサビやニンニクしょうゆでもいいでしょう。そして肉汁の口直しとしてベビーリーフをいただきましょう。もちろんドレッシングやマヨネーズは使いません。それらをかけるくらいなら、ベビーリーフなんて不要です。

自炊の際は「汁もの麺類」「レトルトソースをかけるだけの即席パスタ」は避ける。それだけでも「極悪の食」から抜け出せるという大原則を、覚えておいてください。

Q 28

サプリに脂肪燃焼効果はある？

↓

お金の無駄！

↓

一生摂取すれば効果あり

A お金の無駄！

ヤセたい一心で、サプリメント（サプリ）を飲んでいる人はいませんか。近年、大手製薬会社や食品メーカーもサプリ市場に参入し、派手な広告が打たれるようになりました。新製品を見るたびに「これを飲めばヤセるのでは？」と淡い期待を抱き、購入してしまう人も少なくないはずです。私も「栄養を補完すること」を目的としてサプリを求めているのであれば、問題はないと思います。

しかし、「ヤセる」目的でサプリを常用することは、お金の無駄です。そもそもサプリに強力なパワーはありません。「極悪の食」や不摂生な生活を続けている人が、サプリを摂ったくらいでは、大した変化は起こらないでしょう。つまり、どんなサプリも「食べ過ぎる人」「極悪の食を続けている人」の免罪符にはなりません。

「野菜ジュース」「野菜サラダ」「青汁」などと同じことが言えますが、「食生活を根本的に改善もせず、他の手段に過剰に期待してしまう癖」から脱却しましょう。ここでは、特に「ヤセられる」というイメージが強いサプリについてお話しします。

■「燃焼系」のサプリ（カルニチン、コエンザイムQ10、カフェイン等）

一定期間使用することでヤセたり、中性脂肪が減ったという声を聞くことがあります。けれども、それでヤセることができたとしても、その人の食生活が良くなったわけではありません。飲み続けなければ体形維持は難しいのです。「ヤセた後」の人生をさして考えもせず、短期的な目線で自己流のダイエットを計画すると、このような結果を招いてしまいます。

「燃焼系」のサプリが効くからといって、それを一生摂り続けるのは非現実的な話です。

脂肪とは、サプリを摂ったからといって、すぐに燃焼してくれるような性質のものではありません。百歩譲って、サプリに効果があるとしましょう。しかしそれを数値化すると、他のダイエット法の効き目が「10」から「11」になる程度。あくまで補助的な手段に過ぎません。

どうしても使いたいというのであれば「サプリで体重が減った喜び」を、食生活や生活習慣を根本的にチェンジしていくきっかけにする。そんな利用法であれば、まだマシかもしれません。

■「吸収系」のサプリ（難消化性デキストリン、白インゲン、キトサン等）

難消化性デキストリンは、**「糖質の吸収」**をうたう水溶性の食物繊維です。「腸での糖質の吸収をゆっくりにする作用がある」と言われます。つまり血糖値がゆっくりと上がるようになるのです。

血糖値が緩やかに上昇することでインスリンの出る量をある程度抑えることができるので、体脂肪を合成する能力を少し落とすことはできます。それはたしかに嬉しいメリットと言えますが、糖質が吸収される総量は全く変わりません。

難消化性デキストリンの助けを借りても、糖質は結局99％以上吸収されてしまいます。当たり前の話ですが「糖の吸収量が減ったり、なかったことになる」というわけではありません。

続いては、**「脂質の吸収」**をうたうキトサンのサプリです。キトサンは「脂質をくるめて体外に排出する作用がある」と言われます。たしかにそれは正しい側面もありますが、劇的な効果は望めません。**「脂質を過剰に摂っても、なかったことにしてくれる」**わけではない。つまり、ヤセることに貢献してくれるほどのレベルではないのです。

本当に、サプリで血糖値を都合よく制御できたり、脂質の吸収をコントロールできるとしたら、それはそれで大変なことです。体に栄養が行き渡らず、死に至る可能性も出てきます。また「食べたことをなかったことにしたい」という都合がよすぎる欲望こそ、実は諸悪の根源だと言えます。

本来サプリとは、「より健康になりたい」という目的で使うべきものです。例えば「食生活を改善してはみたけれど、計算したらビタミン類が足りていない」と気付いたときに「マルチビタミン」を摂る。これが理想的なサプリとの付き合い方です。

しかし、最近は薬事法の規制をうまくかわすために、具体的な説明を避けた商品も散見します。「○○ブロック」「△△リミット」など、ヤセることを連想させる商品名。「燃焼系サプリ」「落ちがちな代謝をサポート」などの曖昧なコピー。「食べ過ぎたあなたに」「ヤセる気持ち」といった、ポエムのようなコピー……。

繰り返しますが「サプリの効能がゼロだ」と言いたいわけではありません。コスパが悪いこと、そして「サプリに頼る」という姿勢が歪んでいることに早く気付いてください。まずは食生活を根本的に改善していきましょう。

Q 29

ゼロカロリー飲料のカロリー値は？

↓ ↓

もちろん「0」カロリー

実はけっこうある

A 実はけっこうある

「ゼロカロリー」と表示された飲み物を、ついつい選んでしまう。そんなクセこそが、いつまでたってもヤセない原因の一つかもしれません。

ここではカロリーが「ゼロ」「オフ」などとうたわれた飲料について考えてみましょう。あなたは「カロリーゼロ」と聞いて、「カロリー＝０」だと思い込んではいませんか。そして「カロリーオフ」と聞いて、**「カロリーがほとんどない」**、もしくは**「ゼロカロリーと同じ」**と勝手に解釈してはいませんか。これらの言葉には、あるカラクリが潜んでいます。

■「ゼロ」「ノン」「レス」「無」

右の言葉は、１００ミリリットルあたり5キロカロリー未満のものに使ってよいことになっています。「ゼロカロリー」表示の５００ミリリットルの清涼飲料水の場合、最大で24キロカロリーも摂っている可能性があります。

■「低」「控えめ」「小」「ライト」「オフ」

右の言葉は、100ミリリットルあたり20キロカロリー未満のものに使ってよいことになっています。さきほどと同様に考えると、「カロリーオフ」表示の500ミリリットルの清涼飲料水の場合、最大で99キロカロリーも摂っている可能性があるのです。「ゼロカロリーだと書いてあるから、カロリーがないと思って買っていたのに、意外と高カロリーだ」、そう感じた方も多いかもしれません。このような数字のカラクリを頭に入れておいてください。

理想を言えば、摂り過ぎないように心掛けたいものです。

「ヤセることを指導するなら、ゼロカロリーやカロリーオフなどの飲料を禁じるべきでは？」。そんな声も聞こえてきそうです。もちろんこれらの飲料は全く飲まないほうがいいに決まっています。

しかし、それらを常飲するクセがついている人に、真正面から飲まないように言っても、なかなかうまくいきません。これは私の長年の経験から痛感していることです。

そこで今では「縁を切ることを目指して、根本的な原因を探りながら、摂取量を減らしていくこと」を提案しています。

よく知られた事実ですが、ゼロカロリーやカロリーオフなどの飲料は、人工甘味料が添加されています。そのおかげで「低糖」であるにもかかわらず甘みがあるのです。この「人工甘味料の味が好きで好きでやめられない」という場合。その人の味覚に大きな問題があることが多いのです。

コーラを例にして考えてみましょう。「一般的なコーラ」と「カロリーオフタイプのコーラ」を比べた場合、後者の方が、低カロリーである分だけマシと言えます。だから「週に1回、カロリーオフタイプのコーラを少量楽しむ」というスタイルは、アリです。

しかし**「毎日、1本500キロカロリーのカロリーオフタイプのコーラを飲まずにいれない」**という場合は、その人の味覚には、どう見ても問題があります。ストレスなのか、単なる好みによるものなのか、根本的に自問することが必要でしょう。

プロの目から見ると、減量中の人が人工甘味料を使ったものを欲しくなる時は、栄養不足に陥っていることが多いものです。

例えば1週間後に試合を控えていて、「少しでもカロリーを切り詰めなければいけない」という場合などがそうです。カロリーを摂ってはいけないと思っていても、体は栄養を摂り込みたがっていて、そのシグナルとして、人工甘味料を欲することがあるのです。もちろんそのような場合はすぐ食事内容を見直すべきです。

つまり、人工甘味料を摂ると低カロリーに抑えられるのはよいことなのですが、要は「ごまかしている」ということにつながるのです。

人工甘味料を摂ってもカロリーにはならないから体は満足しない、でも甘みがあるので口先だけは満足することができる。そのような「ごまかし」から無理が生じ、後々リバウンドを招くことになります。

そんなウソの食材を摂り続けるくらいなら、本当に良質なものを少し食べた方がマシということもあります。人工甘味料が甘みを感じさせてくれるメカニズムを正しく知って、糖質依存から少しずつ脱却できれば理想的です。

あるデータでは「人工甘味料を定期的、継続的に摂取している人」の方が、「摂取していない人」よりも体脂肪を6倍も溜め込みやすくなるという結果すら出ています。こんなデータを知ると、自然とカロリーオフ飲料を控えたくなるのではないでしょうか。

Q 30

トクホでヤセられる？

↓

消費者庁のお墨付きだから効果テキメン

↓

過剰な期待は禁物

A 過剰な期待は禁物

「とりあえずトクホ飲料さえ飲んでりゃ、極悪の食なんて帳消しになるでしょ」

「トクホのヨーグルトやソーセージを食べて、油やマーガリンを控えればヤセるでしょ」

あなたはこんな思い込みをしていませんか。**「極悪の食」を自覚していながら、それらを「なかったことにしたい」という一心で、割高のトクホの食品の摂取を習慣化している男性は多いはずです。**

そもそも「トクホ」とは「特定保健用食品」の略語。消費者庁によると次のように定義されています。

「(許可などを受けて)食生活において特定の保健の目的で摂取をする者に対し、その摂取により当該保健の目的が期待できる旨の表示をする食品」。

具体的にどのような食品があるかは、次の通りです。

■**「お腹の調子を整える」などの表示をした食品**

・オリゴ糖類を含む食品(オリゴ糖、黒酢、豆腐、インスタントコーヒー、清涼飲料水)
・乳酸菌類を含む食品(乳酸菌飲料、ヨーグルト)
・食物繊維類を含む食品(コンニャクゼリー、シリアル、食パン、即席麺、粉末スープ、清涼飲料水)
・その他の成分を含む食品(乳飲料、食物繊維粉末食品、錠菓、粉末清涼飲料)

■「コレステロールが高めの方に適する」表示をした食品(調理油、マーガリン、ビスケット、調製豆乳、調整ココア、清涼飲料水)

■「食後の血糖値の上昇を緩やかにする」表示をした食品(無菌化包装米飯、食パン、フリーズドライみそ汁、粉末清涼飲料、ウーロン茶などの清涼飲料水)

■「血圧が高めの方に適する」表示をした食品(タブレット、しょう油、フリーズドライみそ汁、野菜・果実ミックスジュース、杜仲茶や胡麻麦茶などの清涼飲料水)

■「歯の健康維持に役立つ」表示をした食品(ガム)

■「食後の血中中性脂肪が上昇しにくいまたは身体に脂肪がつきにくい」表示をした食品(調理油、ファッドスプレッド〈※マーガリン類〉、魚肉ソーセージ、コーラや緑

茶、黒烏龍茶などの清涼飲料水、炭酸飲料）

■「カルシウムなどの吸収を高める」表示をした食品（豆腐、清涼飲料水）

■「骨の健康維持に役立つ」表示をした食品（納豆、魚肉ソーセージ、豆乳飲料、黒豆茶などの清涼飲料水）

※国立健康・栄養研究所サイト「『健康食品』の安全性・有効性情報」より　一部改変

これらのトクホ食品は、生理的な機能に有効な影響を与えて、特定の保健、健康効果をもたらすことが証明されています。科学的な根拠を証明するデータを国に提出して、有効性が認められた後に消費者庁がトクホのマークの掲出許可を出しているものです。

もちろんこれらの手続きには莫大な費用や手間や時間がかかります。ですからそれなりの効果はあるでしょうが、医薬品ではないので、特定の病気や症状が治るわけではありません。どれほど魅力的な効能がうたわれていたとしても、過剰な期待は禁物です。

例えば「難消化性デキストリン」を添加したトクホ食品について考えてみましょう。サプリの項でも説明したように、難消化性デキストリンには「脂質の吸収を完全に抑える」という力はありません。脂質の吸収スピードがゆっくりになるという程度です。しかし、この難消化性デキストリンを添加しただけでトクホとうたう炭酸水も存在します。

また「脂肪燃焼を促す成分を強化した」というある製品は「脂肪燃焼量約130％」と掲げています。しかし、よくよく調べてみると「自社の従来の商品を100％とした場合」と書かれています。ということはわずか30％の上昇率でしかありません。

そして、原料については「5％未満の成分を1本に凝縮して270ミリグラム」などと言い回しに凝って、大きく見せるようなレトリックを使っています。「劇的な効果があるんだ！」と早合点しないように、よくよく考えてみてください。

さらに大事なことを指摘しておきます。トクホ製品に添加された成分が体質に合わないため、お腹の調子が悪くなったり、下痢に見舞われる人もいます。

またトクホの清涼飲料水に含まれた人工甘味料による弊害で、甘いものへの依存から脱却するどころか、より依存が強まってしまう人も後を絶ちません。

割高なトクホですが、コスパも健康効果もさして優れているとは言えません。トクホを極悪の食の免罪符として利用すればするほど、肥満に近づく。そんな皮肉な結果にならないよう、まずは食習慣から地道に改善していきましょう。

第4章
〝意識高い系中高年〟が、ハマりやすいウソ

Q 31

主食を
抜けば抜くほど？

急激にヤセる

ゆっくりと
太っていく

A ゆっくりと太っていく

「主食は抜けば抜くほどヤセる」。流行の糖質制限食をこのように自己流に解釈し実践している人はいませんか。

そのような人は、たとえ一時的に目覚ましくヤセたとしても「なぜかリバウンドした」「前より太った」というような残念な結果を迎えているはずです。

たしかに本書では夕食の1回は糖質制限を推奨しています。つまり主食ナシをお勧めしているわけですが、それは1日1回で十分です。

厳格な糖質制限の考え方では「主食＝悪」という考え方が成り立つことでしょう。その結果「米もパンも麺も主食は全部、悪なのか」と早合点してしまう人がいてもおかしくありません。

しかし、糖尿病等の治療目的で主食を抜くのであればともかく、ヤセることを目的としている人が突然「主食を全部抜く」という方法には、大きな危険がつきまといます。

特に飽きっぽい人や、挫折をしやすいという人ほど、早期に結果を求めるあまり、「短期集中型でヤセよう」と、過激な食事法を実践しがちだからです。

「短期集中」というと聞こえはよいですが、リバウンドの可能性は一層高くなります。無理のない計画を立てて、できれば長期にわたって持続できるような食事法、つまり正しい食べグセへとシフトしていくことが理想的です。

また「主食を抜いている」という人にありがちなのが、「お菓子をよく食べる」というパターンです。チョコレート、せんべい、まんじゅう、スナック菓子……。

「自分の意志で購入しているわけではないけれど、職場の共有スペースに置いてあって、残業の時などついつい食べ過ぎてしまう」「よく土産として甘いものが配られるため、食べざるをえない」

こんな恨み節もよく耳にしますが、スルーしたり、実際には口にしないなどうまくかわすことはできるはずです。そうでないと、主食を抜いている意味がありません。

主食を抜いている空腹感から、お菓子に手が伸びているのであれば、本末転倒です。お菓子をおやつや軽食として摂るくらいなら、「お菓子ゼロ、食事の際にはお米を少し食べる」という方がはるかに健全です。

なぜ私がこのように警鐘を鳴らすのかというと**「すきっ腹にお菓子を食べる」という食べ方が最悪だからです。**

お菓子というのは、たいていが高GI食品（GIは食後血糖値の上昇度を示す指標）です。食べた直後に血糖値をドカンと上げてしまいます。つまり、すきっ腹に高GI食品を摂ると、血糖値が急上昇し、太りやすくむくみやすい体を作っていることになるのです。ヤセるどころの話ではありません。

ほかにも、不思議な理由を盾にして、主食を抜きながら、それ以外の糖質に依存している人が多くいます。

「ごはんよりポテトチップスの方が重量が軽いから太らないはず」

「甘みのあるドリンクがやめられません。でもドリンクは液体だから、脂肪にならないはずですよね」

このように自己流のトンデモ説を主張するのは、男性に多く見られる傾向です。これらは一見筋が通っているように思えるかもしれませんが、全くのナンセンスです。

食べ物は胃や腸で消化分解されると、目に見えない分子のレベルまで小さくなります。食べ物は、その形や重さよりも成分こそが重要なのです。

「主食を抜いてお菓子ばかり食べているが、体重が減らない」という人がいます。その原因はおそらくむくみでしょう。糖質は、体内で水分と結合しやすいため、糖質を摂り過ぎるとむくみやすくなるのです。

脂肪の問題というより、むくみのせいで太って見えたり、体重が減らないという可能性もあります。

さらに悪いケースで言うと、「主食を抜いて、その代わりに小腹が空いたらお菓子を食べる」という行動を繰り返していると、結果的に血糖値が上昇し続けるため、それを下げるためのインスリンが出続けることになり、全くヤセないという事態にもなりかねません。

もし「お菓子を食べる癖がやめられない」という場合、「お菓子を欲しい」と思わないくらい食事を増やしてしっかり食べることをお勧めします。ごはんなどの主食を抜くことで、かえって逆効果になっていることに気付き、早めに対処することが必要です。

Q 32

理想的な水の摂取量は？

↓ ↓

0・5〜1リットル

2リットル

A 0・5～1リットル

健康意識が高い人の特徴の一つとして「水へのこだわり」が挙げられます。ブランド水のウオーターサーバーを自宅に置いて、飲用している。そんなセレブ的なライフスタイルに憧れている人もいるかもしれません。

また、水には「浄化」のイメージがあるのでしょうか、「多く飲めば飲むほどよい」という説を信じて、飲み過ぎている人もいます。これも実は、**健康意識が高いがゆえに陥りがちなワナ**です。

「ヤセたい」という一心から、「水の多飲」にハマる人がいるのです。

これは「お腹を水で膨らませば、食品の摂取量を減らせるはず」という安易な発想も含まれるようです。そんなことをしても胃が拡張したり、胃液が薄まったりするだけで、デメリットしか思いつきません。

具体的に言うと「水は1日2リットル摂取すべき」という〝謎〟の目標値があります。

男性の方でも見聞きしたことがある人は多いのではないでしょうか。この数字は、大昔の広告コピーの名残であり、科学的な根拠はありません。

もちろん適量の水分摂取は、人体にとって必要なことです。特に、よく言われているように、夏場の熱中症対策としては、水分摂取は重要です。しかし、それについてもやはり「適量」「限度」というものがあります。

なぜ私が水の過剰摂取にこれほど警鐘を鳴らすのかというと、水の飲み過ぎこそ肥満を招く原因になっていることが多いからです。

水を過剰に飲んでも、うまく代謝できる能力があれば差し支えはありません。しかし代謝が低い人の場合、体内の水の処理能力を超えるとむくみなどの原因となってしまいます。もちろん「水を多く飲めば飲むほど、代謝が上がる」ということもありません。

水分の要求量は、個人の体重や筋肉量、運動量などによっても異なります。全ての人が一律「水は1日2リットル摂取すべき」というわけでは決してないのです。

特に男性に顕著なのが、食事中の水のガブ飲みです。

第2章でも少し触れましたが、食事の時間を「水を多く飲めるチャンス」と捉え、食べ物の咀嚼をおろそかにしてまで、グラスの水を何度も必死に口に運んでいる。そんな人が非常に多いのです。

では、水の理想的な摂取量はどれくらいなのか考えてみましょう。

食事中に限れば、せいぜい1～2杯。

1日トータルで見た場合、夏場なら1リットル、冬なら500ミリリットル程度が目安です。つまり、500ミリリットルサイズのペットボトルが1～2本程度で十分なのです。

これは、どれほど健康効果が高いとされる水、例えば話題の「水素水」などであっても同じことです。いくら良質のものであったり、特殊な成分が含まれているとしても、飲み過ぎて体の機能を損なってしまっては本末転倒です。

また、「水に近そう」という思い込みで、スポーツドリンクなどの甘みのある清涼飲料水を常飲することはやめてください。本気でヤセたいと願う場合、常飲する飲み物は水かお茶を選ぶべきです。

たとえ1日の適量以内の水分摂取であっても、甘みのある清涼飲料水は糖分過多になってしまいます。

よい水を選ぼうとするならば、強いて言えばマグネシウムやカルシウムなどのミネラルが豊富な硬水のほうが、軟水よりもお勧めです。

「硬水も軟水もわからない」という人がいるかもしれません。一般的にミネラルウォーターは「硬度が高いもの」ほどミネラル分が多くなります。メーカーごとに異なるので、ボトルのラベルで判断しましょう。

硬度が高いミネラルウォーターを選んだ場合、便秘が解消するというメリットがよく知られています。しかし体質に合わないときはお腹の調子が乱れることもあるようです。楽しみながら、あなたに合ったミネラルウォーターを探してみてください。

最後に繰り返しますが、**水をいくら飲んでも、「体内の汚れた老廃物」が押し流されるわけではありませんし、ヤセるわけでもありません。**

「水を多く飲めば飲むほどいい」という〝神話〟には、くれぐれも振り回されないようにしてください。

Q 33

摂取塩分が多いのは？

日本人（平均11グラム）

欧米人（平均5グラム）

A 日本人(平均11グラム)

欧米では、寿司を始めとした和食がブームです。和食の特徴は、肉類が少なく、調理油もあまり使わないため、低カロリーでヘルシーだと捉えられているのです。2013年には和食が「ユネスコ無形文化遺産」として登録されてもいます。

普段、高タンパク高脂質な食事となりやすい欧米人にとって、低脂質な和食は確かにヘルシーと言えるでしょう。しかし、和食だからヤセると一概には言えません。

逆に日本では「食の欧米化が進んだことで、和食離れが加速した」と、よく言われます。その説に従い、「和食=善」「洋食(欧米化された食事)=悪」という単純な構図を信じている人も多いです。もしかすると次のような人はいませんか。

「ヤセたくて、洋食のメニューは避けて和食を心掛けているのに、結果が出ない」

結論から言うと、「和食=善」「洋食=悪」という図式は間違いです。

典型的な日本の食事スタイルは、主食としてご飯を中心に考えます。このご飯を食べるためのおかずとして、主菜や副菜、そしてみそ汁といった献立となるのが和定食です。てんぷらを除き、基本的には低脂質となるため、全体のカロリーが抑えられて低カロリーとなるのがダイエットによいと言われるゆえんでしょう。

しかし、その体によいとされる和食を盲信して結果につながらなかった人は、**「和食と洋食の悪いところ取り」**をしている可能性があります。

例えば、外食などで定食スタイルで出すお店がありますね。チェーン展開しているお店もあります。居酒屋のランチもサラリーマンには人気です。私もよく利用しますが、ここで見かけるのが、唐揚げやチキン南蛮など、高脂質で味の濃い主菜をおかずに、ご飯をおかわりしたり、大盛りで食べている人です。

ご飯のような味があまりしない食べ物は、油ものと味覚の相性がよく、まさに「ご飯が何杯でも食べられる」状態に陥りやすくなってしまうのが特徴です。これでは、**高糖質×高脂質の悪いところ取り**になってしまいます。

和食で失敗しないためには、高脂質なおかずは避けることです。脂質が多くてもオメガ3系の良質な油が多い、青魚系のサバ定食などであれば全く問題ありません。つまり、和定食は基本的に魚の定食を選ぶのがポイントなのです。

しかし、そんな和食にも弱点があります。それは動物性食品が少ないことで栄養価が低くなりがちなことと、**塩分が多くなってしまう**というところです。

もともと、日本人は背が低い民族ではありましたが、高度経済成長によって食の欧米化が進んだことで、一気に平均身長や平均寿命が伸び、結核などの感染症が劇的に改善されたのです。

これは、高タンパクで栄養価の高い動物性食品の摂取が増えたことによると考えても過言でありません。

その後、がんを始め生活習慣病も増えたとされますが、これは欧米化というよりも食の多様化により、精製された加工品が増えたことが主な原因だと考えられるでしょう。

一方、塩分についてはどうでしょうか？

欧米では1日平均5グラムの摂取量に対して、日本人は平均11グラムと倍以上です。もともと低脂質だった和食の味付けは塩分ですることが多く、これが高血圧症の原因だとも言われています。

先ほどのランチのサラリーマンの方々は、高脂質×高塩分の味付けで、沢山ご飯を食べてしまうという、「極悪の食」に陥っていたのです。

皆さんは、適度なご飯の量に、高タンパクでありながら、良質な脂質の摂れる魚か、低脂質でありながら高栄養な肉類（鶏肉や牛ヒレ肉等）を薄味で食べる、**「和食と洋食の良いところ取り」**を目指しましょう。

「和食ならなんでもヘルシー」といった漠然としたイメージに、引きずられ過ぎないようにしてください。和食メニューの中にも洋食メニューの中にも、「ヤセる献立」があれば、「ヤセない献立」もあります。

「和食ｖｓ洋食」といった単純な二項対立で、ヤセるかどうかを判断しないでください。「タンパク質の量は足りているか」「糖質の量は多くないか」など、栄養学的な視点でより科学的に検討していくことが大事です。

Q 34

ココナツオイルなど話題の油は体にいい？

ヤセ効果があるので積極的に取り入れるべき

それよりまず、悪い油を控えるべき

A それよりまず、悪い油を控えるべき

「体にいい油がある」

最近、こんな説をよく見聞きするようになりました。健康意識が高い海外セレブを中心に、「油」に着目した食事法が流行しています。

例えば「ココナッツオイル」の健康法は、かつてないほど爆発的な人気となりました。「ダイエットや認知症防止にも効果あり」と説く専門家もいるほど、注目を浴びています。「忙しくて、食には全く疎くて……」という男性でも、これらのブームを見聞きしたことはあるのではないでしょうか。

さらには、「油を飲む」という斬新な健康法まで登場するようになりました。これはさまざまな効能があるとされる油の仲間「オメガ3」を効率よく摂取する方法です。具体的にはアマニ油、エゴマ油、グリーンナッツオイル、インカインチオイルなどです。初めて聞くという方も多いかもしれませんね。

オメガ3系の油には「加熱すると健康効果が損なわれる」という特質があるため、ドレッシングとして活用したり飲むという方法が考え出され、広まりました。

たしかにオメガ3系の油とうまく付き合えば、中性脂肪（コレステロール）を減らす効果があるとか、脂肪が減ってメタボ対策になるなどという説もあるようです。

しかし、実際にこれらの健康法を毎日の食事に取り入れる必要があるでしょうか。

現実的な話をすると、これらオメガ3系の油は、一般的なサラダ油よりもはるかに高額です。日持ちがしないこともあり、ほんの少量で瓶詰めされて売られています。つまりコスパ面では決して優れてはいません。また実際に普段の食生活に取り入れるのは、非常に困難なことでしょう。

「健康のために、毎朝ニンジンジュースにオメガ3系の油を少したらして飲む」という話を聞いたことがありますが、それを一生続けることが可能でしょうか。

もちろん、食生活に既に徹底的にこだわっていて、時間もお金も潤沢にあるという方なら、さらにハイレベルなところを目指してオメガ3系の油を取り入れることはよいことでしょう。その習慣は、決してマイナスにはなりません。

しかし、現在のあなたはどうでしょう。「体によい油を取り入れて、さらに健康になろう」というレベルには達していないのではないでしょうか。

「体によい油がある」などと聞いて、浮き足立つ必要は全くありません。それよりも、**「ごはんのおかわりを我慢する」「食べ過ぎているジャンクフードを控える」**といった食べグセの方が、はるかに大きな問題です。

「極悪の食」に染まっている人が、正しくヤセようと考えた場合に、何らかを「アドオンしよう」（加えよう）とは考えないほうが正解です。往々にして全てにおいて「引き算の思考」をしていく方が成功につながるのかもしれません。

今までに見た「野菜ジュース」「生野菜サラダ」「サプリ」「トクホ食品」ｅｔｃ……。これらは、ヤセたいという人がついつい手を出しがちなものですが、かえって逆効果になりかねないという事実については、前に見た通りです。「よい油」もこれらと同じ話と言えるでしょう。

もし「極悪の食」の方が油の話に触発されて「自分も油を変えたい」と思ったら、「よい油を積極的に摂る」という足し算ではなく**「悪い油は徹底的に控える」**という引き算を実践してください。

例えば、調理油は市販のものを使わず、スーパーなどで無料で手に入る牛脂で代用することをお勧めします。そして**「揚げ物とドレッシングとお菓子は避けるべし」**という大原則を守れば、それだけでもヤセる可能性がぐんとアップします。

もちろんそれらを必死に実践したとしても、外食をしたり加工食品を摂れば、気付かないうちに悪い油を摂り込んでいる可能性は否定できません。

しかしそれらは「現代に生きる以上、不可抗力であり仕方がない」と割り切ってください。意外に思われるかもしれませんが、意識できる範囲で「揚げ物とドレッシングとお菓子」を避けるよう徹底すれば、それだけでもヤセやすい体に近付いていきます。

「揚げ物とドレッシングとお菓子は避けるべし」というルールなら、覚えやすく気軽に実行できるはずです。

そして、いい油を摂りたいのであれば、青魚（サバやイワシ、サンマなど）を食べるだけで解決です。しかも良質なタンパク質やビタミン・ミネラルまで摂れて一石二鳥。わざわざいい油を摂らなくても、これだけでヤセやすい体は作れるのです。

Q 35

グルテンフリーで ヤセる？

↓ ↓

徹底すれば モデル体形に

ほとんどの人に 効き目なし

A ほとんどの人に効き目なし

近年「グルテンフリー」という言葉が流行しています。なんだか健康によさそうというイメージから「自分もグルテンフリーな食を心掛けてみようかな」と考えている人も多いのではないでしょうか。さらには「グルテンフリー習慣で、ヤセるのではないか」と過剰な期待をしている人もいるかもしれません。

先に指摘をしておくと「グルテンフリーな食事だから、必ずヤセる」ということはありません。もちろん、ヤセようとして食材の吟味を重ねるうち、良質なものばかり追求していったところ「結果的にグルテンフリーな食生活に変わっていた」という偶然の一致はあるかもしれません。しかし、「グルテンフリー＝必ずヤセる」という因果関係はないと肝に銘じておいてください。

その理由について、基本的なところからお話ししたいと思いますが、そもそも「グルテン」とは何かご存知でしょうか。

「グルテン＝小麦」とイメージする人が非常に多いですが、正確に言うと、グルテンは小麦そのものを指すわけではありません。小麦の中にはさまざまなタンパク質が含まれています。その中でも大半を占めるのが「グリアジン」「グルテニン」というタンパク質です。

小麦粉に水を加えてこねると、グリアジンとグルテニンが結びつき、グルテンができることがわかっています。このグルテンこそ、パンやうどん、お菓子を作る際に生地のまとまりをよくしたり、コシのある食感を生み出してくれるのです。

次のような穀物にグルテンが含まれています。

・小麦
・大麦
・ライ麦
・オーツ麦（それ自体ではグルテンを含まないが、小麦などグルテンを含んだ穀物と同じ設備を使って加工されることが多いため、グルテンが混入しやすい）

右に挙げたような穀物が使われた食品を摂らない食べ方のルールが「グルテンフリ

ー」というわけです。この食べ方は海外でも人気で、多くの芸能人や有名人が実践しているようです。歌手のレディー・ガガ、人気モデルのミランダ・カーなどです。

また、テニスのトッププレイヤーであるセルビアのノバク・ジョコビッチ選手によるベストセラー『ジョコビッチの生まれ変わる食事』(三五館)によって、グルテンフリーが世界中に広まった経緯もあります。

その流れを受けて、日本でもグルテンフリーをうたったスイーツやパスタが開発され、少しずつ広まりを見せています。健康意識が高い人は、それらを実際に食べたことがあるかもしれません。

けれども本書は、グルテンフリーな食事を特に推奨はしません。なぜなら、グルテンによって腸内環境が荒らされるなど、体にダメージを受ける人は、ほんの数%しかいないことが明らかになっているからです。

そのような特異体質の人が治療という意味でグルテンフリーを実践することには、もちろん大きな意味があります。逆に言うと、それ以外の人にはさして健康効果や減量効果が期待できるわけではないのです。

また実際に試してみるとよくわかりますが、グルテンフリーを実行し続けるには、多大な手間が必要です。グルテンフリー食材を探すだけでも時間はかかりますし、コストも割高になります。ましてや外食をする場合、小麦粉を使ったたいていの食材は、グルテンフリーではありません。

皆さんに覚えておいてほしいのは、先ほどのジョコビッチがグルテンを断ったのは、彼自身がグルテン不耐症だったからです。検査によってグルテンと乳製品に対して「不耐性」（特定の食物を消化することが困難なこと）があることが判明して小麦粉を断つに至ったと言われています。つまりかなり特殊なケースの話なのです。

もちろん、「私もグルテン不耐症なのではないか」という心当たりがあれば、たとえ大人であっても検査をしてみることは有益かもしれません。ただ、真剣にヤセることを目指す場合、本質的な課題ではないでしょう。

繰り返しになりますが、さらに上を目指してグルテンを気にするより、本書で紹介した小さな工夫を積み重ね、食材をきちんと選んで、「極悪の食」から完全に抜け出すことが重要です。

Q 36

スーパーフードは体にいい？

↓

摂れば摂るほど
ヤセる

↓

卵やレバーの
方がコスパ良好

A 卵やレバーの方がコスパ良好

「スーパーフード」という言葉が、浸透しつつあります。「よくはわからないけれど、店頭で見かけてからなんだか気になっている」、そんな男性も多いのではないでしょうか。たしかに「スーパーフード」という言葉の響きには、あらがえない魅力があります。

いったい何が「スーパー」なのか、基本的なところから解説しましょう。**ただし結論から申し上げておくと、スーパーフードを摂ったからといってヤセはしません。**

また「摂れば摂るほど体によい」という質のものでもありません。

スーパーフードの起源は1980年代頃のアメリカやカナダにさかのぼります。食事療法の研究者や医師たちの間で、この言葉が使われ始めました。一般社団法人日本スーパーフード協会の公式サイトでは次のように定義されています。

「栄養バランスに優れ、一般的な食品より栄養価が高い食品であること。あるいは、ある一部の栄養・健康成分が突出して多く含まれる食品であること。

一般的な食品とサプリメントの中間にくるような存在で、料理の食材としての用途と健康食品としての用途を併せ持つ」

スーパーフード発祥の地、アメリカとカナダで、代表的なスーパーフードとして認知されているもので、日本スーパーフード協会が特に重要と考えて、優先的に国内で推奨するのは次の10種類だそうです。

・スピルリナ
・マカ
・クコの実（ゴジベリー）
・カカオ
・チアシード
・ココナツ
・アサイー
・カムカム
・ブロッコリースーパースプラウト

・麻の実（ヘンプ）
（出典：日本一般社団法人スーパーフード協会）

さて、あなたは右のうち、いくつの名前を見聞きしたことがあるでしょうか。

しかし「スーパーフードからでないと摂れない栄養素」というのは、実はさして存在しないのです。また、一般的な他の食材より高額です。コスパが悪いものをありがたがる必要はありません。それに味の面でもさしておいしいわけではない。そんな散財をするくらいなら、身近にある低価格の〝超スーパーフード〟に目を向けてください。

・卵
・サバ
・レバー
・アボカド
・アーモンド
・大豆

例えば卵は昔から完全食として重宝されています。また、レバーはビタミン・ミネラルの栄養価が高く、鉄分の量もズバ抜けて多いことで知られています。これらは近所のスーパーでも安価で手に入ります。

誤解されているスーパーフードの代表格が「アサイー」です。「アマゾンが生んだスーパーフード」「ワインの30倍のポリフェノール」「牛乳の3倍のカルシウム」「ほうれん草の2倍の鉄分」など、さまざまなキャッチコピーで知られています。**ただしこのような宣伝文句は、眉唾ものです。**アサイーをフリーズドライして無水加工したものの含有量と、食品などのその成分の量を単純比較した値に過ぎません。

また、アサイーを「甘酸っぱい味」と思い込んでいる人が多いのですが、アサイー自体には全く味がありません。糖分をほぼ含んでいないからです。「アサイーボウル」や飲料などの、あの「アサイーっぽい甘酸っぱい味」は、他の果実、ベリー類やパイナップルなどの果汁や他の糖質などで作り上げられた味なのです。

アサイー自体が悪い食材というわけではありません。しかし加工の仕方や売り方で、そのもの独自の健康効果が損なわれたり、歪められたりすることがあるという事実を認識しておきましょう。**「健康そうな食材に、飛びつく必要はない」というのが大原則です。**

Q 37

話題の酵素ドリンクを飲むと?

↓

過剰な糖分で太るリスク大

↓

たちまちヤセる

A 過剰な糖分で太るリスク大

「健康意識が高い系」の人たちの間で話題の「酵素」について、考えてみましょう。

「酵素はヘルスケアフード市場において、一大マーケットを築いている」

そう形容してもよいくらいの人気です。

「ヤセるんだったら自分もぜひ試してみたい」、そんな淡い期待を抱いている人もいるのではないでしょうか。

しかし、酵素にまつわる事柄を正しく理解している人は非常に少ないです。酵素とはいったい何か。なぜここまで騒がれているのか、考えてみましょう。

市販の酵素ドリンクのパンフレットなどには「現代人には酵素が不足している」「ヤセられない原因は酵素不足」などと危機感をことさらに煽《あお》るようなコピーが踊っています。このような文言を目にすれば「酵素ドリンクさえ飲めばヤセる！」と早合点してしまっても無理はありません。順を追って説明しましょう。

酵素には、「体内酵素」と「食物酵素」があります。

■体内酵素……次の二つに大別できる。いずれも数万種類ずつあるとされる。

①消化酵素（唾液や胃液に含まれている、食べ物の消化に必要な酵素）

②代謝酵素（吸収した栄養素の合成などに働きかける）

■食物酵素……食べ物に含まれている酵素のこと。特に、加熱されていない生の食品や発酵食品に多く含まれている。市販のドリンクに含まれているのはこちら。

注目してほしいのは、食物酵素です。食物酵素は体内に摂取された際に、それら自体が体内での消化の補助をしてくれるそうです。従って、体内酵素を多く使う必要がなくなるということになります。

酢豚にパイナップルが入っている理由をご存知でしょうか。パイナップルの酵素に、肉を柔らかくしてもらうためです。「パイナップルの食物酵素に助けてもらったおかげで、体内酵素を節約することができる」ということになります。

しかし、ここには疑問が残ります。**食物酵素を摂ってもそのまま体内酵素として取り込まれるわけではないのです。**それなのに「現代人には酵素が不足している」と私たちを煽り、外から酵素を摂ることを勧める商品は、おかしいではありませんか。

酵素とはタンパク質の塊なので、酵素を摂ることでそれが体内酵素の材料になる可能性はゼロではありません。けれどもコラーゲンを摂っても、それがそのまま皮膚のコラーゲンになるわけではないのと同じで、その確率は著しく低いものです。

モモ肉を食べても、人のモモが太くなることはありませんよね。つまり、人体とはその時々に必要とするところで、合成や代謝が行われるものなのです。ピンポイントで「○○になりますように」「△△の部位に届いて、組織を修復してくれますように」と願っても、そんなに都合よくいくものではありません。

酵素については、まだ解明されていない部分も多く残っています。

「体内酵素を活性化させればヤセやすくなる」という説には、一理あるかもしれません。しかし「酵素不足のせいでヤセにくいから、食物酵素を積極的に摂るべき」とは言えないはずです。

最後に、「酵素ドリンク」なるものについて疑問を投げかけておきましょう。決して安いとは言えない酵素ドリンクですが、それにはある矛盾がつきまとうのです。

それは、日本の食品衛生法では、**市販の飲料に65℃ないし80℃以上の殺菌加熱が義務付けられている**という事実です。

しかし、酵素栄養学の仮説によると、「酵素は40℃以上で失活し始め、60℃の時点で完全に失活する」のだそうです。つまり、せっかく発酵させて製造された酵素ドリンクも、出荷前に殺菌加熱され、酵素が失活していることになります。

私がある大手メーカーさんにこの件について問い合わせたところ、「高熱でも失活しない酵素も存在すると言われています」という回答をいただきました。

「ほとんどの酵素は失活するのですよね？」とさらに尋ねると「そういうことになりますが……」とのことでした。たしかに「酵素を使って作ったドリンク」なので、最終的に酵素が入っていようがいまいが、問題はないということなのでしょう。厳密に言うと、**「酵素ドリンク」と称されているものは「元・酵素ドリンク」です。**

このように売れ筋の人気の健康食品を科学的に見つめ直したとき、そこには理不尽な事実が潜んでいることもあります。「酵素ドリンクでヤセる」と意気込んでいても、そこに含まれる過剰な糖分のせいで、太る可能性のほうが濃厚です。

Q 38

乳酸菌飲料を毎食後に摂取すると?

便通がよくなり、ヤセ体質に

コーラを飲むのとほぼ同じ。体脂肪になるだけ

A コーラを飲むのとほぼ同じ。体脂肪になるだけ

近年「腸内環境」という言葉がクローズアップされるようになりました。

「腸には善玉菌、悪玉菌、日和見菌《ひよりみきん》がいて、日々その数は変動しています。善玉菌の数が少しでも増えるように、腸内環境を改善していかねばなりません……」

こうした情報に接して、「自分の腸内環境は大丈夫か」と心配になる人も多いでしょうが、最初に断言しておくと、**「腸内環境の改善」に真剣に取り組む必要はありません。**

「極悪の食」にまみれ、毎日のように暴飲暴食したり、味覚が麻痺するくらい加工食品を食べているなら、まずそれらを正常化させるべきです。

そうすれば、「極悪の腸内環境」も自然に正常化されます。

メディアの情報を鵜呑みにして「腸内環境改善」をうたう食品を過剰に摂るほうが体によくなかったり、ひいては肥満の原因になったりすることも考えられます。

その代表格が「乳酸菌飲料」です。最近ではさまざまな種類があり、それぞれ違う効果がうたわれる乳酸菌飲料が、コンビニやスーパーに百花繚乱《りょうらん》です。もちろん「乳酸

菌」自体に害があったり、健康効果が全く期待できないというわけではありません。
しかし、よく成分表示を見てください。かなりの糖質が入っているのです。

■乳酸菌飲料A（100グラムあたり・内容量220グラム）

エネルギー……45キロカロリー
タンパク質……0・5グラム
炭水化物……10・7グラム
脂質……0グラム
ナトリウム……10ミリグラム
カルシウム……16ミリグラム
マグネシウム……8ミリグラム
ミルクオリゴ糖……220ミリグラム
カリウム……20ミリグラム
リン……10ミリグラム
【糖類（砂糖、果糖ぶどう糖液糖）、はっ酵乳、脱脂粉乳、ミルクオリゴ糖、ミルクカ

ルシウム、安定剤（ペクチン）、酸味料、香料、塩化マグネシウム、ビタミンC】

■乳酸菌飲料B（1本112ミリリットルあたり）

エネルギー……78キロカロリー
タンパク質……3・5グラム
脂質……0・66グラム
炭水化物……14・6グラム
ナトリウム……46ミリグラム
カルシウム……129ミリグラム
糖類……14・4グラム
【乳製品、ぶどう糖果糖液糖、砂糖、安定剤（ペクチン）、香料、茶抽出物】

乳酸菌飲料Aは、100グラムあたりの糖質（炭水化物）が10・7グラム。容量が20グラムなので1本飲むと約23グラムの糖質を摂ることになります。しかも原材料の最初に表示されています。

乳酸菌飲料Bは、112ミリリットルの小瓶で14・6グラム。原材料表示の最初に

「乳製品」と書かれており、糖質が最も多いというわけではありません。とはいえ14・6グラムというのは、1本3グラムのシュガースティック5本弱の糖分です。

この糖質の多さには理由があります。乳酸菌を摂取しようとした際に糖質を混ぜないと、酸っぱ過ぎて飲めないからです。

乳酸菌の効果は決してゼロではなく、腸内環境の改善のために摂ることが悪いわけではありません。しかし、「乳酸菌を摂るメリット」と「糖質を過剰摂取するリスク」を天秤にかけてみてください。あなたはどちらをとりますか。

「腸の調子を整えて健康になろう」「あわよくば便通をよくしてヤセよう」

このような期待を抱いているのに、実際は糖質のせいで体脂肪が溜まってさらに太ったり、糖尿病などほかの病気にかかるといった弊害も予想できるのです。

「1日1本」などと習慣化する必要はありません。強いて言えば嗜好品として、普通の果物ジュースやコーラなどの清涼飲料水と同じ感覚で、たまに飲む程度に留めてください。もちろん、全く飲まなくてもよいほどです。

Q 39

ダイエット目的の「断食」は？

↓

悲劇の元

↓

最終手段としてならOK

A 悲劇の元

「ファスティング」、つまり「断食」が一部で話題を呼んでいます。そのブームは、女性のモデルさんに限りません。男性芸能人についても「断食で○○キロヤセた」というようなニュースを見聞きするようになりました。「週末ファスティング」や、2～3日だけ断食するというよりカジュアルな「プチ断食」も人気のようです。

健康意識が高い人の中には、「休みに自分も試してみようか」などと考えている方もいるかもしれません。

断食とは、その名の通り「食を断つこと」。ファスティング専用のドリンクでしかエネルギーを摂らないことになります。1日に130グラム程度の糖質量、もしくは250キロカロリー程度のエネルギーしか摂取しないので、蓄えている糖エネルギー（グリコーゲン）がすぐに枯渇してきます。そのため、蓄えられた体脂肪が、エネルギーとして使われることになり、結果的に「ヤセる」というわけです。

しかしこのようなファスティングは、ダイエット目的としてはお勧めできません。なぜなら、どんなに空腹感がなくなっても「おいしいものを食べたい」という欲求が永遠になくなるわけではないからです。またファスティング中に低血糖でフラフラになったり、空腹に耐えられず食べてしまったり、体が酸性に傾くアシドーシスという状態になって吐き気がおさまらなくなることもあります。

特に困難なのはファスティングの終了後です。食欲がおかしくなってしまい、それまで食べていなかった分を補うかのように、急激に糖質を欲してドカ食いするなど、食べることをやめられなくなる危険さえはらんでいます。それではいったい何のために断食をしたのか、わからなくなってしまいます。

私も人前に出る方のボディメイクのために、断食の指導をすることはあります。二人三脚で行うわけですが、専門的な知識なしに断食を行うことは非常に難しいと、常に感じています。

私の場合、ファスティングを行う前にカウンセリングをします。いきなりファスティングに突入するのではなく、1カ月以上の時間をかけて、健康的な食事に直してもらうことから始めます。興味深いことに、その段階で適切にヤセることがほとんどなのです。

このように、「ヤセる」という目的で安易にファスティングにチャレンジすることはお勧めしません。「ファスティングで人生一発逆転！」などと、賭け事のようなノリで挑戦することは控えるべきです。

そもそもファスティングの原理は、「全く食べないからヤセる」という非現実的で、自然の摂理に反したもの。そんな不自然な行為に我慢して耐えるよりも、普段の食事を少しずつ調整したほうが、よほど楽で効率的ということに気付いてください。

さらに言うと、私は今まで「ＢＭＩ18以下のヤセ型の人」「筋肉量が極端に少ない肥満の人」には、健康上の理由からファスティングをご遠慮いただいてきました。

それは「ファスティングに耐えうる最低限の健康を手に入れるために、普段の食事を改善することができた人でなければ、ファスティングは難しい」という考えからです。

食事内容を自力で正しく改善することこそ、何よりも重要なのです。「食べることを我慢すること」が大事なわけではありません。

最後に「ヤセる」以外の断食のメリットについて触れておきましょう。

私も断食を何度もしたことがあります。「1週間以上」のスパンで8クールは行っています。振り返ると、「食」についての考え方が大きく変わったのは、断食をしてから。食べない経験をすることによって「食べる時間はこんなことを考えていた」と振り返り、よい意味で内省することも増えました。

職業柄、食べる時は仕事の関係者などとの会食になることが多いのですが、断食中は、そのようなコミュニケーションの時間が激減してしまう。「孤独ってこういうことなのか」と新感覚を味わうことができました（笑）。

時間の使い方も変わります。また「食べる」という何気ない行為、本能からの行動だと思っていた行為が、意外と文化的、社会的な行為なのではないかという気付きもありました。もちろん、どのような気付きを得るかは人それぞれ異なるでしょう。

そのようにメンタル面に大改革を起こしてくれる手段としての断食は、意義深いものかもしれません。

しかし、「〝食べない〟だけでよいのだから、楽してヤセられるはず」という安易な動機での断食は、リバウンドや心身の不調などの〝悲劇〟を招くだけです。

Q 40

昼食後に
眠くなるのは？

↓ ↓

糖質過多の
恐れあり

健康な証拠

A 糖質過多の恐れあり

「昼食のあと、デスクに戻ってもすぐ眠たくなって困っています」

「食後、2時頃までには必ず1度、睡魔が襲ってきます」

こんなお悩みを抱えている人は少なくありません。40代サラリーマンのLさんは、こんな予防策を講じていらっしゃいました。

「ランチ直後って眠くなるものですよね。だから、ビジネスの能率アップのために、デスクに突っ伏して10分ほどとりあえず寝る！　森先生、これってとても健康的でよい習慣ですよね」

そうですね。ランチ直後の〝デスク昼寝〟が、職場で黙認されているのなら。

また、それによって「効率が上がる」と実感ができているのなら。〝デスク昼寝〟はご本人にとってはよい習慣なのでしょう。

しかし、そもそもLさんは「ランチ直後に眠くなる」のはなぜなのかを認識されているのか、気にかかります。

ほかにも健康意識の高い方や、結果追求型のビジネスパーソンの中に、〝デスク昼寝〟を習慣化している人が何人もいらっしゃいます。もしかすると、そこから見つめ直すことが必要かもしれません。

なぜ「ランチ直後に眠くなる」のか。日常的な寝不足などの問題はさておくとして、「糖質の摂り過ぎによる機能性低血糖」の問題が原因としてまず挙げられます。

これは、ジェットコースターのように血糖値が急激に上昇したあと、急激に下降して低血糖になるという状態です。

低血糖になると、脳へのブドウ糖の供給が低下して眠くなります。つまり昼食後の眠気は、糖質を摂り過ぎたことを知らせる体からの危険信号とも言えます。

その証拠に「ランチ直後に眠くなる」という皆さんに食事内容を聞いてみると、カツ丼やカレー、牛丼などの丼もの、ごはんおかわりつきの定食ものなど、糖質過多なメニューを選んでいる人がほとんどでした。

ではなぜ糖質と眠気に、このような深い関係があるのでしょうか。

その理由は明白です。血液中に溢れたブドウ糖を処理するために、すい臓から大量にインスリンが分泌されると、オレキシンというホルモンの作用を妨げるからです。オレキシンとは体を覚醒させるホルモンとして知られています。そのためインスリンによってオレキシンの働きが抑制されると、体がだるくなったり眠たくなったりするのです。

言い換えると、昼食で糖質の摂取を抑えれば、オレキシンの作用で体も脳も覚醒してバリバリと仕事ができるようになるはずなのです。

血糖値の乱高下は、体にとっても決してよくありません。大きな負荷をかけ、病気を引き起こす原因ともなりかねません。

糖質をゼロにする必要はありませんが、せめて「ごはんのおかわりは控える」など食生活を改善できれば理想的です。

可能であれば「マゴワヤサシイ」の食材をプラスできれば、なおよいでしょう。繰り返しますが、タンパク質、ビタミン、ミネラルを少しでも多めに摂取することです。

とはいえ、例外のケースもあります。

昼食で糖質を制限しても、やはり眠気がおさまらないという人もいます。例えば極端なケースで言うと、糖質がほぼゼロのステーキだけを食べた人でも、中には食後すぐに眠くなるということもあるようです。

そのような時は、逆に糖を摂ったほうがよいこともあります。このような例は、糖質制限を厳しく続けている人に見られる状態です。

肉を食べてもインスリンが出るため、血糖値が下がってしまい、それで眠くなるという現象が起こります。

大原則としては「食後眠くなるようなら、寝てもよい。ただし食事内容を、少し見直すこと」。

そして「どれだけ食べても昼寝したら帳消しになってヤセる」などと、自己流のダイエット理論をつくらないことです。

昼寝と「ヤセる」「太る」とは関係がありません。

Q 41

毎日、体重チェックするとヤセる？

〝目標体重〟ができて頑張れる

数値だけにとらわれるとリバウンドも…

A 数値だけにとらわれるとリバウンドも…

意識が高い人ほど持続している習慣の一つに、体重チェックがあります。中には「体脂肪までこまめに測っている」という人もいるようです。

そんな人が、いったんヤセようと決意したとき、陥りやすいワナがあります。それはダイエットの目標を、単純に「キロ」という数値のものさしだけで掲げ、それにこだわり過ぎてしまうこと。

たしかに「とりあえず3キロ減」「最終的には5キロ落とそう」などという目標は目安としてあったほうが、頑張りやすいかもしれません。

しかし、数値にとらわれ過ぎると、「とにかく摂取カロリーを減らしてヤセよう」というような短絡的な思考になってしまいがちです。肝心の「食生活の改善」が後回しにされたり、軽視されることになってしまいます。そのような本質を見失った状態では、数キロヤセたところで、本当の意味での「幸せ」は手に入りません。

もちろん一時的には「若い頃のボディラインを取り戻した」「モテるようになった」「細身の洋服が着られるようになった」……といった、表面的な充実感が得られることはあるでしょう。けれどもそれは長い人生において一過性の現象にしか過ぎません。「いつか元の体重に戻ってしまうのだろうか」「食べる量を増やせば、また太るのだろうか」などという不安に苛《さいな》まれることも増えるはず。強迫観念が新たなストレスを招くようであれば、何のためにわざわざ体重を落としたのかわかりません。

そのような人は、早晩激しいリバウンドという憂き目にあうものです。

ではいったいどうすればいいのか。本書が提唱してきたのは、表面的な「ヤセる」「体重を落とす」ということではありません。

「食」に支配されず、食欲に振り回されず、適正な食を自分でコントロールできるようになること。これこそがまさにダイエットの目的、最終的なゴールであるはずです。

第2章でも書きましたが、そもそも「ダイエット」の語源は、ギリシア語の「生活様式」「生き方」を意味する「Diaita」という単語です。現代では「健康的な体形になるための食事療法、または食事そのもの」という意味で使うのが正しい用法です。

したがって、ヤセ過ぎの人が食べる量を増やしたり、適正体重に戻すことも「ダイエット」というわけです。

「ダイエット」の目的のほとんどが「ヤセること」「減量」だとしても、数値だけを目標にしてしまっては、ダイエット成功とは言えません。なぜなら、生活様式が全く変わらず、同じ食生活に戻って、リバウンドを繰り返すだけだからです。

このような話をすると驚かれることが多いのですが、「ダイエット」とはすなわち食べること。つまり人が生きることそのものです。

「卵の白身と、少量の玄米だけを食べて、理想体重を保ち続けている」という状態が、はたして「よい食べ方」「よい人生」「充実した人生」だと言えるでしょうか。

「○月に結婚式があるから」「あと○カ月で人前に出なければいけない」という状況であるなら、摂取カロリーを極端に抑えてとにかくヤセるという方法もやむを得ないかもしれません。しかしそのような特別な事情でもない限り、ストレスをひそかに抱えながら、極端な食事制限を行うことは決してお勧めできません。それに本人も幸せではないでしょう。

とはいえ、好きなものを好きなだけ食べ、「極悪の食」を続けることが、優れた生活様式だとも言えません。充実した心豊かな人生とも言い難いことでしょう。健康からもどんどん遠ざかるだけです。

何をどれだけ食べるかで、人の見た目はもちろん、健康、ひいては寿命までもが左右されます。人間が今まで続けてきた「栄養摂取」という食事のあり方をもっと重視して、**「おいしく食べる」「楽しく食べる」「正しく食べる」、これらの三拍子がそろった食べ方、生き方を目指していきませんか。**

遠回りのように見えて、それが最もリバウンドのリスクを減らしてくれます。

「今まで極悪の食を楽しむことが毎日の楽しみだったのに、なんだか飽きてきた」

「ジャンクフードをおいしいと思わなくなった」

「スナック菓子を食べたいと感じなくなった」

「少量の食事でも満足できるようになった」

このような状態に、あなたが難なく到達すること。それこそが、本書の目指す理想の食べグセ、生き方なのです。

（了）

おわりに

私はよく、次のような質問をいただきます。

「3社の社長でありながら、いったいどうやったらそんなにヤセられるんですか?」

そんな質問の裏には「仕事のストレスから、過食することはないのか?」「付き合いの会食も多いだろうに、なぜ太らないのか」といった疑問も、潜んでいそうです。

真面目にお答えすると、「いったん掲げた目標を達成するために何をするべきか」じっくり検討し、計画を立てて実践しているからです。例えば「目標設定」一つとっても、通常の「ダイエッター」の皆さんとは全く異なったところを目指しているはず。

現代に生きる多くの人は「どうすれば簡単にヤセられるか」という言説に振り回されがちです。そして「ヤセる=ゴール」という短絡的な思考に陥ってしまうのです。

けれども私は「ヤセた後、その状態をいかに維持して発展させていくべきか」という未来にまで思いを馳せています。つまり「理想の体を手に入れてから、どう生きていくか、食生活はどうするか」まで、突き詰めて考える訓練を積んでいます。だからリバウンドなどとは無縁で、健康的な体に近付くことが可能なのです。したがって「仕事のストレスで過食する」ということが万一あったとしても、必ずその後に修正ができるように努力しています。

もちろん現代社会に生きるビジネスパーソンであれば、頑張り続けて結果を出すために「仕事のストレスで過食する」という時期があっても、決しておかしくはないでしょう。「極悪の食」ばかりをとり続ける時期があったとしても、仕方がありません。

しかしそれは、一時的なものであってほしいと思います。できれば、体によい食べ物を、おいしく楽しく節度をもって食べる。もちろん、体重の増え方や肥満由来の病気を気にすることもない。そのような食生活に軌道修正していきましょう。

さらに言うと、ご自身の貴重な時間を、好きでもない運動に費やす悪癖（もちろん、好きな方は別です）とも、キッパリ手を切っていただきたいものです。そうすれば、どれだけ自由に、心豊かに生きられることでしょうか。

本書を読み終えてくださった後は、実際にあなたの生活を変えていきましょう。「ヤセる」という一つの大きな山を、健康なまま、まず無事に登りきること。そして、その後も健康な体で平坦な道を歩き続けることをイメージしてください。そして日々の献立の計画を、具体的に考えてください。

食材の調達から、あなたの「登山」はすでに始まっています。そして献立選び、飲食店選び、「登山」の工程すべてを楽しんでいきましょう。それらのクリエイティブなダイエット（生き方）は、「苦しさ」とは無縁のはずです。

最後に強調しておきますが、「食べ物をいつもおいしくいただき、自分の健康に投資する」、そのような感覚が身につくことが理想の生き方だと思うのです。「ヤセる」という表面的な現象にとらわれず、あなた自身の命、限りある人生を最大限に輝かせるために、どのような栄養をとるべきか。このような感覚を身につけることさえできれば、健康的な体作りの面でも、ひいてはビジネスの面でも、よりよい結果を残せるはずです。本書が、その一助となることを心からお祈りいたします。

２０１７年7月吉日

森拓郎

ヤセたければ走るな、食べろ！

みるみる腹が凹むズルい食べグセ

2017年8月10日　初版発行
2017年9月20日　2版発行

著者　森 拓郎

森 拓郎（もり・たくろう）
1982年生まれ。株式会社rinato代表取締役。運動指導者。大手フィットネスクラブを経て、2009年自身のスタジオ『rinato』（加圧トレーニング&ピラティス）を東京・恵比寿にオープンし、ボディメイクやダイエットを指導している。トレーニング至上主義であるフィットネス業界に疑問を感じ、栄養学を学び、運動の枠だけにとらわれない指導が支持を得ている。著書に『食事10割で代謝を上げる』『食事10割でヤセる技術』（小社刊）などがあり、著書累計は70万部を超える。

発行者　横内正昭
編集人　岩尾雅彦
発行所　株式会社ワニブックス
〒150-8482
東京都渋谷区恵比寿4-4-9えびす大黒ビル
電話　03-5449-2711（代表）
03-5449-2716（編集部）

装丁　橘田浩志（アティック）
帯デザイン　小口翔平+喜來詩織（tobufune）
著者撮影　門島淳矢
校正　玄冬書林
構成　山守麻衣（オフィスこころ）
編集協力　岡林敬太
編集　小島一平（ワニブックス）

印刷所　凸版印刷株式会社
DTP　有限会社 Sun Creative
製本所　ナショナル製本

ISBN 978-4-8470-6592-7
ワニブックスHP　http://www.wani.co.jp/
WANI BOOKOUT　http://www.wanibookout.com/